AF609377

MOYENS INFAILLIBLES DE CONSERVER SA VUE EN BON ÉTAT JUSQU'A UNE EXTRÊME VIEILLESSE,

ET DE LA RÉTABLIR ET LA FORTIFIER LORSQU'ELLE S'EST AFFAIBLIE;

AVEC

La manière de s'aider soi-même, dans des cas accidentels qui n'exigent pas la présence des gens de l'art, et celle de traiter les yeux pendant et après la petite-vérole;

Traduit de l'allemand, de Mr. G. J. BEER, Docteur en médecine et Expert Oculiste de l'Université de Vienne;

AVEC UNE PLANCHE INDICATIVE;

Auxquels on a ajouté quelques observations sur les inconvéniens et dangers des Lunettes communes.

Cinquième Édition, revue et corrigée.

A PARIS,

Chez
- PAQUET, rue des Carmes, no. 5.
- BLAISE, Libraire, quai des Augustins, no. 61.
- MONNOT, Libraire, rue des Saints-Pères, no. 18.
- ANTOINE, Palais du Tribunat, au bas du grand escalier.

1812.

PRÉFACE
DE L'AUTEUR.

Aucun de nos sens extérieurs ne nous fournit un plaisir plus étendu, plus constant et plus varié, que celui de la vue. Après une longue suite d'années, nous nous ressouvenons encore d'un joli paysage, d'un beau tableau, en un mot, tous les objets qui nous ont enchanté par les yeux, sont présens à notre esprit. Et combien l'œil, à chaque instant, nous procure de nouvelles jouissances ! tandis que les autres organes, qui nous entraînent sans cesse vers le plaisir, ne peuvent nous en offrir une seule aussi durable, aussi rapide, aussi économique.

Avec quelle célérité, par exemple, la réminiscence du plus charmant concert nous échappe, lors même que nous l'avons entendu avec la plus grande satisfaction ! En vain faisons-nous tous nos efforts pour en rappeler à notre mémoire l'ensemble harmonieux, et les sensations flatteuses qu'il a excitées en nous. Au lieu que l'objet que nous avons une fois vu, se présente de lui-même à nos yeux, avec toutes ses particularités, et si précisément, que nous sommes en état de le dépeindre long-temps après, avec toutes les nuances dont il était revêtu. Et nous négligeons si souvent cet organe précieux ! que dis-je? nous l'attaquons tant de fois avec une témérité si coupable, que l'on doit en effet s'étonner qu'il y ait si peu d'individus entièrement aveugles, quand on considère la manière dont on le traite.

Mais aussi comment pourrait-on le maintenir dans un état de santé, et être attentif à un traitement modéré du plus délicat de nos organes, si, lorsqu'il est indisposé, on le confie d'abord à des gens inhabiles, en un mot, à des charlatans?

Puisse cet écrit engager mes concitoyens à porter un soin plus particulier qu'ils n'ont fait jusqu'ici à une partie de leur corps, dont dépend leur plus grand bonheur ! car il en est plus que temps, si l'on considère combien l'on commence à souffrir étrangement de la vue depuis des années.

Comment, m'a-t-on demandé tant de fois, depuis quinze ans que j'habite cette ville (Vienne), où je jouis, comme oculiste, de la confiance du public, comment peut-on conserver ses yeux en santé? Comment doit-on les traiter lorsqu'ils sont déjà affaiblis? Enfin, comment peut-on s'aider soi-même dans des cas accidentels qui n'exigent, proprement dit, aucun secours des gens de l'art, et dans les lieux sur-tout où il n'est guère possible de s'en procurer?

Qui pourra ou devra répondre à chacune de ces importantes questions, sinon un oculiste expérimenté, dont le devoir ne consiste pas seulement à guérir ses concitoyens malades, mais encore à prendre soin du maintien de leur santé?

Mais pour y répondre d'une manière satisfaisante, il est besoin d'une expérience longue et consommée; c'est pourquoi on ne s'étonnera pas que j'aie hésité si long-temps à me rendre aux instances réitérées que l'on m'en a faites, quoique ma pratique seule ait pu me fournir assez d'occasions de tirer de justes conséquences touchant la conservation d'une bonne vue, et les soins que l'on doit apporter à des yeux faibles, par le nombre étonnant de maladies de cet organe, que j'ai traitées dans des sujets de tout rang.

La différence infinie des causes de l'indisposition des yeux, et que j'ai assiduement recherchée, pouvait seule m'apprendre à connaître celle qui, nullement funeste en apparence, provenait des mauvaises habitudes dans l'usage de la vue, eu égard à la situation et à la profession de chaque individu.

Je ferai tous mes efforts pour rendre chacun plus circonspect sur les plus grands comme sur les petits abus, dont on se rend journellement coupable dans le traitement des yeux, ainsi que pour donner, avec prudence et précision, la méthode convenable à chaque classe d'individus, afin de maintenir ses yeux en bon état. Je me croirai assez récompensé, si je vois prendre à cœur les idées que je présente à mes concitoyens pour leur bien-être, car il est bien douloureux pour tout homme de l'art, qui n'est pas dénué d'humanité, de voir tous les jours de malheureuses victimes sans secours, oui, même sans le moindre espoir de guérison, et auxquelles il est obligé de refuser des soins devenus inutiles, pour avoir négligé la plus légère attention envers un organe si précieux, qu'elles conserveraient encore.

AVERTISSEMENT
DU TRADUCTEUR.

En lisant le titre de cet Ouvrage, on serait peu tenté d'ajouter foi aux promesses de l'Auteur. En effet, il pourrait inspirer quelque défiance, sur-tout après avoir lu tant d'ouvrages dont les titres fastueux ressemblent assez aux cartes circulaires de nos charlatans. Cependant on se tromperait beaucoup en leur assimilant l'auteur de cet écrit, qui, s'il ne donne pas tout ce qu'il promet, offre du moins des vues utiles, des observations justes et dignes d'attention, quoique simples, souvent remplies de détails minutieux, et de répétitions même dégoûtantes pour l'homme de l'art; mais que l'on ne saurait présenter trop souvent aux yeux de la classe pour laquelle il paraît avoir écrit de préférence, je veux dire la plus nombreuse.

Notre intention, en traduisant cet Ouvrage, fut seulement de faire connaître, et de donner par-là occasion à quelques-uns de nos savans oculistes de le rédiger d'une manière moins diffuse, moins fastidieuse, et d'en faire, s'il était possible, un petit manuel d'une utilité générale. Ce n'est pas que nous manquions d'excellens ouvrages sur cette branche délicate de la médecine ; mais, joint à ce qu'ils sont trop abstraits pour le commun des lecteurs, ils n'ont aussi aucun rapport avec celui-ci, soit par la forme, soit par le genre de maladies dont ils traitent. Là, tout est écrit pour l'homme de l'art ; ici, au contraire, tout y est à la portée du plus grand nombre, et l'ignorance est très-flattée de trouver sous la main une nomenclature de préceptes et de préservatifs dont l'expérience facile sert à convaincre de l'efficacité; mais aussi que les personnes qui, comme il y en a beaucoup, ne voient dans un livre de médecine qu'un recueil de recettes, n'en cherchent point dans cet ouvrage; car il n'y en a aucune proprement dit, parce que l'auteur s'est abstenu, avec la plus grande discrétion, de parler des maladies qui sont du ressort de l'artiste, afin de ne choquer personne, et de ne pas mériter le reproche d'un abus aussi funeste que celui de confier l'application des remèdes et le traitement absolu du plus sensible de nos organes, à l'inexpérience d'un chacun. Encore une fois, on n'y trouvera que des préservatifs, des moyens d'adoucir momentanément la douleur du mal, et d'en arrêter les progrès; car quant à la cure parfaite, elle ne doit, ainsi que l'auteur le répète souvent, être confiée qu'aux gens de l'art.

SECTION PREMIÈRE.

COMMENT on peut conserver ses yeux en bon état.

CHAPITRE PREMIER.

Sur le soin continuel et journalier qu'on doit avoir de ses yeux, quand ils sont en santé.

§ I.

A. « Traitement des yeux le matin à son réveil. »

On choisit ordinairement l'endroit le plus reculé du logis pour y passer la nuit en repos; de là vient que les chambres à coucher sont, pour la plupart, très-sombres. Beaucoup même ne croient pas avoir assez fait; les fenêtres doivent être pourvues de volets, les lits d'épais rideaux, afin que le moindre bruit, le plus petit rayon de lumière ne viennent trouver leur douce quiétude.

Ma poitrine se resserre lorsque je pénètre dans l'air étouffant de ces retraites. Eh! tous les gens de l'art, tout un chacun ne l'aura-t-il pas remarqué! comment rester sain dans un tourbillon de vapeurs ? Comment ceux surtout qui doivent faire le jour un usage forcé de leur vue, demeureraient-ils exempts d'accidens funestes ? De là aussi proviennent, à n'en pas douter, ces figures blêmes et flétries de nos citadins, dont la physionomie ressemble aussi peu à la mine fleurie de nos campagnards, que le croquis d'un dessin ressemble à un tableau fini.

Non-seulement on s'enferme dans une prison, mais encore on passe subitement de ces noirs cachots à l'appartement le plus éclairé de la maison, conduite si nuisible à la vue, que la plus longue habitude qu'on en ait faite, n'en peut prévenir les suites fâcheuses ; et quoique l'on ne remarque pas des effets très-soudains de cette inconduite, il n'est pas moins vrai que les résultats, pour n'être pas tout-à-coup visibles, ne s'en déclarent pas moins inévitablement, chez les uns plus tôt, chez les autres plus tard, ce dont j'ai été souvent à même de juger par la consultation de gens, d'âge encore peu avancé, qui auraient pu prévenir l'affaiblissement de leur vue, en s'arrachant plus tôt aux mauvaises habitudes dont j'ai parlé, seule cause du dépérissement de leurs yeux.

Ainsi, la première règle que l'on doive suivre journalièrement pour le soin de ses yeux, lorsqu'ils sont en santé, consiste :

1°. « *A ne pas s'exposer à son réveil » trop subitement à une grande clarté* ».

Et pour la suivre dans toute son étendue, il est de première nécessité de ne pas rendre trop sombre l'appartement du coucher. Les fenêtres doivent être pourvues seulement de rideaux verts, que l'on doit bien se garder d'ouvrir aussitôt après le réveil; du moins faut-il attendre quelques minutes, afin que les yeux préparés par une lumière modérée, ne soient pas tout-à-coup frappés de l'éclat du grand jour. J'ajoute encore que, pour que la lumière qui passe à travers les rideaux n'incommode pas la vue en dormant, il faut tâcher de se procurer la chambre dont les vitrages seront le moins exposés à l'Orient.

J'entends plusieurs de mes lecteurs s'écrier ici: Est-on toujours à même de choisir une chambre à sa guise? A quoi je réponds: que l'on peut au moins faire que le lit soit toujours disposé de manière à ce que le grand jour ne tombe pas d'à-plomb sur les yeux, à moins que l'on n'aime mieux sacrifier sa santé à certain arrangement de meubles.

Quelques-uns penseront peut-être que j'en dis trop à cet égard. Beaucoup douteront qu'il y ait des hommes assez ennemis d'eux-mêmes pour préférer un emplacement agréable de leurs meubles à la conservation de leur vue.... Mais, hélas! je dois le dire hautement, je n'ai que trop rencontré de ces gens entêtés qui, ne voulant pas se rendre à mes avis, en ont eu trop tard du repentir.

Une autre raison encore pour laquelle on donne la préférence aux petits appartemens pour coucher, c'est qu'en général on garde les grandes chambres pour recevoir compagnie, sans réfléchir qu'en choisissant ces petits antres obcurs pour y reposer, on tombe dans une plus grande faute que j'aurai lieu de reprendre, en parlant des effets du mauvais air.

Se trouve-t-on dans la triste nécessité de coucher dans un appartement dont les croisées s'ouvrent à l'Orient, est-il si difficile de modérer tellement l'action de la lumière par des rideaux plus épais? et si ce n'est assez, par un simple paravent que l'on place près le chevet du lit, afin qu'au réveil la vue n'en soit pas si fortement frappée? et pour qu'on ne perde point de vue cette maxime importante, puisse le fait suivant convaincre mes lecteurs de ce que j'avance!

Il y a cinq ans qu'un voyageur, jeune et d'une parfaite santé, descendit le soir d'une auberge de cette ville (Vienne). Le lendemain matin les rayons du soleil qui vinrent à réfléchir d'un mur de côté et du plancher, sur ses yeux, le réveillèrent en sursaut. Il se lève pour fermer les rideaux, qui étaient blancs, et va se recoucher ensuite. Il ne tarda pas à être réveillé encore plus désagréablement qu'auparavant, par les rayons du soleil, qui, pour l'instant, dardaient sur sa vue à travers les minces rideaux. Un flux de larmes, accompagné d'une contraction d'yeux insupportables, et de rougeurs aux paupières, furent les suites inséparables d'un accident, qui n'eût eu rien de fâcheux d'abord, si, le matin suivant, le patient ne se fut exposé de nouveau aux mêmes dangers, qui lui occasionnèrent une inflammation long-temps rebelle à tous les remèdes, et qui ne put entièrement disparaître, jusqu'à ce que j'en eusse découvert la vraie cause, et que le malade eût quitté tout-à-fait son appartement. Malgré tout, il conserva depuis une faiblesse d'yeux assez considérable, et une disposition si grande à l'inflammation, que, tout guéri qu'il fut, il ne put de long-temps supporter le moindre vent ou le moindre échauffement du corps, sans être atteint bientôt d'une rougeur remarquable sur ses yeux faibles et larmoyans.

Je pourrais citer de tels exemples en très-grand nombre, et beaucoup de personnes qui, par la même cause, souffraient des yeux depuis des années, me remercient journellement pour les avoir engagées à réfléchir sur l'origine de leurs maux (1).

Non-seulement l'effet de la lumière est préjudiciable à la vue au moment de notre réveil, mais encore l'habitude funeste et enracinée où l'on est généralement de se frotter les yeux le matin en s'éveillant.

---

(1) A cette occasion, je dois dire un mot sur un préjugé qui m'a souvent fait passer des momens bien tristes dans ma pratique. C'est la coutume d'un chacun, même des personnes qu'on ne peut taxer d'ignorance, que dès qu'un médecin, et sur-tout un oculiste est appelé, il doit sur-le-champ prescrire au patient un remède quelconque de la boutique des apothicaires. S'il ne le fait pas, il peut être assuré de passer pour ignare, ou du moins pour n'avoir nulle connaissance de la maladie pour laquelle il est appelé. Cette singulière manière de juger des talens d'un médecin, provient pourtant de ces charlatans qui, usurpant le nom d'oculiste, aveuglent les pauvres gens qui ont le malheur de s'adresser à eux, et qui, par le moyen de leurs drogues et de leur jargon, s'empressent de les servir aux dépens de leur bourse, et au détriment de leurs yeux. Comment, d'après cela, prendre une juste idée du véritable oculiste, qui guérit souvent sans toute cette nomenclature de soi-disant remèdes, et seulement par la connaissance et l'expulsion de la cause du mal qu'il traite avec prudence. Aussi y a-t-il peu de temps que cette branche délicate de la médecine est cultivée avec toute l'attention qu'elle exige.

Les

Les gens en parfaite santé, qui dans leurs travaux n'ont pas besoin de forcer leur vue, ne ressentent pas si promptement le dommage qu'occasionne cette coutume inconsidérée; mais elle cause un préjudice d'autant plus sensible, que l'on fait un usage plus ou moins forcé de cet organe. On voit quelquefois des personnes qui toute leur vie ont les yeux rouges et larmoyans; on cherche bien loin la cause primitive de ces sortes de phénomènes, et l'on ne voit pas qu'elle est toute entière, du moins chez plusieurs sujets, dans cette funeste manie de se frotter les yeux en s'éveillant.

2°. « *Tout au moins ne faudrait-il pas se* » *les frotter si rudement, en s'éveillant sur-* » *tout, mais seulement passer légèrement le* » *doigt sur les paupières, et se servir même* » *d'un peu de sa salive, quand on éprouve* » *de la difficulté à les ouvrir* ».

Plusieurs femmes délicates souriront ici, je le pense bien; mais leur rire moqueur se changera bientôt en signe d'approbation, si elles daignent apprendre à connaître par expérience l'efficacité de ce simple moyen. En effet, si l'on réfléchit que la salive saine qui s'amalgame avec chaque bouchée de nos alimens, est d'un secours si essentiel pour la digestion, on conviendra qu'elle doit être bien plus amie des yeux que toute autre liqueur hétérogène; ce qui se confirme chaque jour chez des personnes qui éprouvent quelque difficulté à ouvrir les paupières, et qui en sont exemptes depuis qu'elles observent le plus simple de tous les remèdes.

Tout homme de l'art un peu instruit conviendra avec moi que l'œil peut supporter des incisions profondes, faites avec des instrumens tranchans, sans que la vue en soit endommagée, tandis que les blessures les plus légères et les plus insignifiantes, mais avec contusion, sont presque toutes dangereuses pour les yeux. Ainsi nous voyons toujours, par exemple, que dans les opérations où il est besoin de lever la tunique, l'on fait une grande incision dans la prunelle, qui se referme toujours sans laisser même la moindre cicatrice; tandis que cet organe est sensiblement affecté de la plus légère pression. C'est pour cette raison que les blessures de l'œil qui contractent trop fortement ou lacèrent ses parties, sont on ne peut pas plus funestes pour la vue, si elles ne sont pas suivies de sa ruine totale. Qu'il me soit permis de rapporter à mes lecteurs un exemple bien capable de servir d'avertissement dans ces sortes de cas.

Je fus appelé, il y a quelques années, chez un homme qui avait toujours joui d'une excellente vue, et qui depuis peu était devenu tout-à-fait aveugle, par l'événement que voici : Un jour qu'il se trouva dans une société d'amis, quelqu'un entra, sans qu'il l'aperçut, et courut lui couvrir les yeux de ses deux mains, lui disant de deviner qui c'était. Soit qu'il ne pût ou ne voulût point dire le nom de la personne, il se débattit pour se débarrasser de ses mains, et plus il faisait d'efforts et plus fortement l'autre lui appuyait les mains sur les yeux, tellement que lorsque le malheureux voulut les ouvrir, il se trouva et demeura aveugle. Et pourtant on ne remarquait aucune lésion ! Par ce triste accident, on peut juger de quelle conséquence la plus légère pression devient quelquefois pour les yeux. Ajoutons à cela qu'il n'est pas rare qu'il arrive qu'un cil venant à se courber en dedans de l'œil, par le frottement dont j'ai parlé, y excite la plus cruelle et la plus opiniâtre inflammation, qui mainte fois même est suivie de la perte de l'œil, ce dont j'ai été témoin dans le trait suivant : Je fus appelé près d'un malade qui depuis plusieurs mois avait l'œil affecté d'une forte et douloureuse inflammation, provenant d'un poil qui s'était introduit sous la paupière, en la frottant avec les doigts, lequel je découvris par hasard, et que je retirai aussi heureusement, malgré que les paupières fussent déjà si gonflées, que j'avais peine à découvrir la prunelle. Le mal, qui jusque-là avait résisté à tous les remèdes, se dissipa, et le patient guérit en peu de temps.

Ce serait ici le lieu, ce me semble, de se déchaîner ouvertement contre un abus qui est si profondément enraciné dans toutes les classes d'hommes, mais principalement dans la plus nombreuse, et contre laquelle les exhortations les plus réitérées ont été jusqu'ici infructueuses : c'est qu'à peine commence-t-on à éprouver un léger mal d'yeux, qui n'est jamais sans quelque sensibilité pour la lumière, on se hâte de soustraire la vue avec le plus grand soin, non-seulement aux chatouillemens ordinaires de l'air et du grand jour, mais on charge encore ses yeux d'une quantité de linges pliés et repliés qui les compriment et ajoutent à leur mal. Je défie tous les oculistes, à qui j'en appelle ici, de me contester que cet usage assassin ne soit souvent la cause des plus douloureuses et des plus dangereuses ophtalmies, souvent aussi suivies d'une entière cécité. Une légère fluxion, un peu de sang caillé, qui aurait disparu de lui-même en peu de jours, dégénère ainsi en un épaississement de l'humeur aqueuse dans les parties cristallines de l'œil, ou en un ulcère malin, ou même en un abcès, seulement pour avoir voulu soustraire la partie affectée aux picotemens nécessaires du grand air et de la lumière. C'est ainsi que l'organe de la vue, qui auparavant était à peine indisposé, le devient en effet; et le mal empire tellement, que les secours des médecins deviennent ensuite inutiles.

L'œil, il est vrai, s'accoutume promptement à l'obscurité, au défaut de ce chatouillement si essentiel à sa santé; mais plus on en retarde l'effet, plus ce picotement lui deviendra à charge; et plus tard, sera-t-il en état de remplir ses fonctions?

Cependant, j'espère qu'on ne me comprendra pas à rebours. L'œil même très-affecté, et sensible au dernier point aux picotemens de l'air et du grand jour, peut se passer, il est vrai, de tout appareil, quand l'indisposition n'est ni dangereuse, ni susceptible de durée; mais faut-il toutefois le préserver d'un grand éclat de lumière, qui le tourmenterait par trop, ainsi que le froid de l'air humide et du vent, ce à quoi on pourvoit par le moyen d'un léger auvent de taffetas vert, monté communément sur du laiton ou fil d'archal très-mince, afin qu'il reste suspendu, sans presser l'œil, et le priver entièrement de ses fonctions. Au lieu de taffetas, les pauvres gens peuvent se servir de papier vert qui ne soit pas trop lisse.

Au commencement de cette année (1799), j'entrepris la cure d'un jeune homme qui, depuis plus de six ans, souffrait d'une inflammation squirreuse à l'œil, qui en outre était recouvert de tumeurs.

Le patient, comme il est d'ordinaire dans ces cas, ne pouvait supporter la lumière sans une extrême douleur, ce qui provenait aussi de ce qu'il avait toujours choisi les lieux les plus retirés du logis, jusqu'à passer des journées entières la tête appuyée sur ses mains. La lumière lui devenant à charge de plus en plus, et sa sensibilité étant à la fin si grande, il s'enferma dans l'endroit le plus sombre et le plus retiré de la maison, devant ainsi, au printemps de son âge, se sevrer de tous les plaisirs de la vie. Ce fut dans ce cruel état que je trouvai cet intéressant jeune homme, lorsqu'un de ses parens, moins entêté que les autres, l'amena chez moi.

On n'aura pas de peine à croire la patience qu'il fallut employer, les instances qu'il fallut faire au patient pour l'engager à consentir à sa guérison en exposant graduellement son œil malade aux influences de l'air et du jour, que je regardais comme le fondement de son rétablissement. Parvenu enfin à surmonter cet obstacle, jusqu'ici invincible, le patient ne pouvait absolument comprendre comment la cause même de son mal, à ce qu'il croyait, faisait à cette heure sur son œil un effet si bienfaisant et si opposé ; car il fut radicalement guéri en moins de deux mois et demi de temps, sans employer d'autre remède que celui de lui laisser faire un usage modéré de son œil, et de quelque boisson d'herbages, en observant un régime convenable.

3°. « *Il n'est pas d'une moins grande utilité » de se laver les yeux le matin et pendant le » jour, autant de fois que l'on sent qu'ils en » ont besoin, avec de l'eau pure de fontaine, » s'il est possible* ».

Ceci doit être une règle capitale, sur-tout pour les habitans de certaines villes, où la quantité de poussière est souvent la cause principale d'un grand nombre d'ophtalmies.

Plusieurs la suivent en partie ou point du tout. D'autres l'observent avec une puérile exactitude, tandis que le plus grand nombre prend un chemin tout contraire. Les premiers ne manquent pas de payer un juste tribut à leur négligence et à leur malpropreté. Certes, je ne puis concevoir comment il y ait des gens qui préfèrent endurer sans cesse des démangeaisons insupportables, au soin si peu coûteux de se bassiner les yeux de temps en temps. Mais ajoutons aussi que le trop souvent leur est nuisible, en ce qu'il occasionne une compression répétée, et qu'il rend aussi la sérosité trop abondante.

L'eau avec laquelle il faut se laver les yeux doit être pure et froide; c'est pourquoi l'on donnera la préférence à l'eau de fontaine ou de rivière. Celle qui n'est pas pure et dans laquelle réside quelque qualité saline, de même que l'eau tiède, rend les yeux rouges, larmoyans et trop sensibles à la lumière. Pour cette raison, on se servira rarement de l'eau de pompe; observant aussi de ne point les essuyer avec une éponge, mais avec un linge ou les doigts; et pour ne pas le faire mal-à-propos, il est aisé de s'apercevoir quand quelque poussière, ou de la sueur, ou quelqu'autre malpropreté quelconque, s'est introduite dans les canthus ou entre les paupières.

Plus l'air est sec, plus le vent est fort et plus la poussière qu'il fait élever rend ce soin indispensable et salutaire, en prenant bien garde que le visage ne soit pas en sueur, ce qui causerait des effets plus funestes; c'est pourquoi l'on doit se garder de se laver avec de l'eau froide au sortir du lit, parce que la transpiration que la chaleur du lit a occasionnée sur toute la tête, augmente dans cet instant, quoiqu'on ne puisse remarquer une sueur sensible.

Beaucoup de personnes pensent faire un grand bien à leurs yeux en leur faisant prendre un bain tiède, dans un œil de verre ou de porcelaine fait pour cet usage. Combien de fois ne me suis-je pas déclaré ouvertement contre un abus aussi pernicieux! Et n'ai-je pas démontré mainte et mainte fois, à ceux qui s'adonnent à cette pratique, ne leur ai-je pas démontré, dis-je, le thermomètre à la main, et en présence des médecins, le degré de chaleur que peut acquérir l'eau la plus froide, après qu'elle a approché l'œil pendant quelques minutes ?

C'est une maxime depuis long-temps établie, que les bains tièdes sont utiles pour les yeux dans bien peu de cas, mais on ne peut pas plus nuisibles dans tous les autres. Que ceux qui en font usage sachent donc qu'ils doivent indispensablement bannir de chez eux ces vases funestes, s'ils veulent conserver leur vue. J'oublie d'ajouter qu'il ne faut pas laisser trop long-temps sur les yeux le même linge imbibé d'eau froide.

§ II.

B. « Soin particulier que l'on doit avoir de ses yeux » pendant le jour, hors du travail ».

La demeure, l'ameublement, le vêtement, le régime, oui, même les selles, qui croirait que toutes ces choses ont une si grande influence sur l'organe de la vue (1)? Il n'est pourtant que trop vrai; et cependant, de quelle insouciance on est généralement sur tous ces points; insouciance qui

(1) L'auteur aurait pu ajouter encore d'autres causes, telles que les maladies vénériennes, les excès vénériens, dont j'ai cru devoir faire mention à la fin de cet Ouvrage. *Note du traducteur.*

n'est que trop souvent le principe d'une infinité d'ophtalmies incurrables dans la vieillesse, et même d'une entière cécité.

Si le passage trop subit d'un lieu sombre à un autre plus éclairé est nuisible à la vue, à l'instant de notre réveil, les mêmes résultats sont à craindre pendant le jour; c'est pourquoi l'on doit tenir pour une règle importante:

1°. « *De choisir l'appartement le mieux* » *éclairé quand on est sédentaire, et que l'on* » *fait un usage forcé de sa vue* ».

Qui négligera ce conseil, court risque de ne pas jouir long-temps de son travail, sans perdre la meilleure partie de sa vue, qu'il cherchera en vain à rétablir dans la suite.

Quelque tort cependant que l'on fasse à ses yeux par le séjour d'une demeure sombre, on ne leur en fait pas moins en habitant un lieu dont les fenêtres regardent sur une muraille où les rayons du soleil tombent d'à-plomb, car l'inflammation la plus rebelle peut souvent en provenir; ce dont je me propose de parler plus au long à l'article concernant le bon usage de la vue. Je remarquerai seulement ici que toute maison sur laquelle les rayons du soleil tombent immédiatement, est préférable à celle où ils ne sont que réfléchis. Quoi qu'il en soit, l'une et l'autre ont besoin de modification. A quoi j'ajouterai que l'on doit avoir égard, et je le recommande instamment, de tenir les rideaux assujettis sur les croisées, afin que, lorsqu'on vient à les ouvrir, de même que les portes, ils ne vacillent par le courant d'air, et ne renvoient la lumière çà et là; ce qui serait plus dommageable que les rayons directs du soleil.

Un appartement, dont les croisées descendent jusqu'au plancher, n'est pas sans quelque danger effectif, même pour des yeux sains; car la lumière nous étant renvoyée d'en-bas directement dans la vue, tous les objets réverbèrent une clarté fausse, étrangère, et par conséquent nuisible.

Si donc il me fallait opter entre une cabane qui reçût une lumière ménagée par une simple ouverture, et un palais magnifique, dépourvu de cet avantage, mon choix serait bientôt fait pour peu que je désirasse conserver ma vue.

Quiconque est obligé d'attacher journellement sa vue sur de petits objets, tels, par exemple, que les amateurs de l'Histoire naturelle et beaucoup d'artisans, cherchera toujours un domicile où une perspective d'objets divers et éloignés puisse récréer et dilater sa vue.

A l'égard des ameublemens, s'ils sont plus préjudiciables que salutaires aux yeux, les grands l'éprouvent assez; car il est indubitable que ces paremens dorés et brillantés sont la cause d'une affection indicible de la vue, toutes les fois qu'ils viennent à réfléchir leur éclat perfide, sans compter la marque d'un goût peu délicat. C'est donc pour cette raison qu'il est à propos d'observer:

2°. « *Que dans les appartemens qu'on ha-*
» *bite le plus, il y ait peu de dorure sur les*
» *lambris et les tentures, de même que peu*
» *de glaces, et que les portes et les volets*
» *soient d'une couleur tendre, avec la plupart*
» *des meubles plus bruns que blancs* ».

Douterait-on encore que le vêtement, celui sur-tout qui tient à la coiffure, ait une influence marquée sur les yeux? Certes, pour peu que l'on observe les révolutions qu'éprouve sans cesse notre corps, on avouera que la folie des modes peut y être comptée pour beaucoup.

Entre un grand nombre d'inventions du luxe, et qui sont contraires à la vue, il y en a peu qui lui portent un coup plus funeste que les différens voiles dont les femmes se servent, pour exciter notre curiosité en voilant la leur propre. La continuelle vacillation de ces gazes, interceptant partiellement les objets, affaiblit tellement la vue, qu'au moment où je parle, de jeunes personnes de dix-sept à dix-huit ans, que la nature avait douées d'excellens yeux, se plaignent déjà de leur affaiblissement, et ne sont plus en état de travailler à des ouvrages de femmes tant soit peu fins. Ces martyrs de la mode ne sentent-elles pas le tort réel qu'elles se font; ne l'auraient-elles pas senti, dis-je, par le délassement et le plaisir qu'elles éprouvent momentanément, chaque fois qu'elles viennent à jeter leur voile en arrière, pour mieux considérer certains objets qui aiguillonnent leur curiosité ! Cependant, elles n'y renoncent pas pour cela. Heureusement, il est vrai, que l'on commence à revenir de ces abus, sans doute par l'expérience, souvent tardive, qu'on en a faite; mais il n'y aura toujours que trop de ces colifichets pernicieux, qui sont la torture de la vue. Pourquoi ma voix n'est-elle pas assez forte et assez persuasive pour les faire bannir sans retour.

3°. « *Il est de nécessité urgente de se pré-* » *server les yeux d'une lumière trop vive* ».

Ainsi, tout chapeau d'une autre couleur que noir, gris, bleu ou vert, et dont le revers qui donne sur la vue est recouvert de quelqu'étoffe lustrée, doit être regardé comme un meuble funeste; car, de même que l'eau et la neige des rues réfléchissent la lumière par mille rayons divers, cette étoffe la renvoie dans la prunelle, où elle cause plus de ravages que les rayons immédiats du soleil sur les vues les plus faibles.

A l'égard des éventails dont les femmes se servent pendant l'été, que peut-on imaginer de plus insensé qu'un instrument que l'on emploie pour intercepter les rayons du soleil, qui pourtant reçoit sa lumière par tant de replis et d'ouvertures, et qui répand sur la vue le moindre reflet, tels que ces éventails rouges, blancs ou jaunes, travaillés en or, en argent, en nacre de perles, etc., qui semblent fabriqués pour la ruine des yeux, et qui s'ils pouvaient être de quelqu'utilité, devraient tout au moins être gris, verts ou bleus seulement, sans être ni brillans, ni transparens ?

Et, quant à l'influence des vêtemens en général, sur les yeux, il est indubitablement prouvé :

4°. « *Que tout vêtement trop étroit, qui*
» *serre quelque partie du corps, de manière à*
» *gêner la libre circulation, occasionne tou-*
» *jours un flux de liqueurs trop abondant*
» *vers la tête* ».

L'on peut de là aisément prévoir que tous les gens qui portent de ces habits étriqués, et qui sont fort sédentaires, telles que de jeunes filles, par exemple, ne seront pas long-temps à l'abri de quelqu'indisposition de la vue, ainsi que l'expérience journalière nous en a convaincu ; et quand à cela se joint l'usage d'alimens grossiers, trop nourrissans et sur-tout trop assaisonnés, elles arrivent à l'âge nubile avec une acrimonie dans le sang, qui, se jetant sur les yeux, les leur ronge sans cesse, achève ce qu'une folle mode a commencé, et les privent, dès leur tendre jeunesse, de tous les agrémens qu'une bonne vue nous procure. Il en sera de même de ces hommes sédentaires, qui ont la puérilité de porter, pendant un travail forcé d'esprit et d'yeux, des habits trop étroits, une cravatte trop serrée; habillemens plus propres à des poupées qu'à des hommes.

J'ai déjà remarqué, au commencement de cette Dissertation, que la santé de la vue dépendait aussi beaucoup de l'air dans lequel on est obligé de demeurer long-temps. En effet, je pourrais rapporter une quantité innombrable d'exemples des plus tristes, des maux qu'une vapeur impure peut causer aux yeux les plus sains.

Aussi me vient-il annuellement une multitude de ces patiens, qui traînent avec eux l'inflammation la plus rebelle, et qu'ils n'ont dû attribuer qu'aux exhalaisons des fumiers et autres immondices, qu'on n'a que trop souvent la négligence de laisser amonceler près des maisons.

5°. « *Aucune vapeur n'attaque davantage* » *les yeux que celle des urines et des excré-* » *mens d'animaux* ».

Ce qui donne à comprendre pourquoi des enfans, issus de parens très-sains, commencent, peu après leur naissance, à souffrir des yeux; car, combien de fois les miens ont-ils été témoins de ces sortes d'ophtalmies, provenant de la paresse des nourrices ou gardes d'enfans, qui jettent inconsidérément les linges sales dans un coin de la chambre, et les font sécher ensuite près du foyer, sur-tout en hiver.

L'inflammation squirreuse des yeux est si fréquente ici (à Vienne) parmi les petits enfans, et même chez de plus grands sujets, qu'on la prendrait pour une épidémie ; ce qui a donné à croire, à plusieurs gens de l'art, que l'usage des alimens grossiers, et particulièrement l'excès du pain, en était la cause principale. Cependant, d'après les plus exactes recherches, on trouve que les enfans de première classe, qu'on ne taxera pas de cet abus, n'en sont pas plus exempts que les gens du commun, qui habitent des lieux bas et humides, et spécialement les enfans des blanchisseuses, qui, en hiver, sèchent le linge près du poêle. Il en résulte aussi que, parmi les enfans des riches qui en sont attaqués, ce sont aussi ceux qui souffrent les humeurs froides ou bien de leurs parens, ou qui couchent dans des chambres trop peu spacieuses et trop basses, et qui sont situées dans un endroit malpropre de la maison ; joint à cela que beaucoup d'enfans et leurs gardes s'y trouvent long-temps rassemblés ; et si les fenêtres ne sont pas ouvertes tous les jours, si les enfans respirent peu le grand

air,

et si enfin leurs lits sont ceints d'épais rideaux, dans tous cas ils seront les victimes de l'affection dont j'ai parlé.

Ce n'est donc pas l'usage des alimens malsains qui est la seule cause des inflammations chez les enfans ; mais encore les exhalaisons putrides des lieux qu'ils habitent. J'ajouterai, suivant les observations multipliées que j'ai faites, et qui ne me laissent aucun doute à cet égard, que la petite-vérole naturelle, en plus grande partie, ne devient si funeste que par cette raison; qu'elle se prend le plus souvent à de tels sujets, et qu'enfin c'est sans motifs qu'on lui attribue tant de mauvaises suites, qui n'ont pour principe que l'inflammation. C'est donc une maxime de la première importance :

6°. « *Que pour tenir ses yeux en bon état, » il est essentiel de respirer un air pur, et » de ne pas négliger l'usage libre et fréquent » d'un grand air, aussi bien l'hiver que l'été.* »

Et pour y satisfaire, il est besoin que les appartemens où couchent les enfans, et où ils se tiennent le plus souvent, soient aérés une fois le jour au moins.

7°. « *Un vent violent, par un temps sec, » n'est pas moins nuisible, à cause de la » poussière qu'il élève* ».

Pour remédier à cet inconvénient, quelques

personnes se servent en voyage de lunettes dont les bords sont revêtus de cuir, pour préserver les yeux de la poussière et de l'air même, sans réfléchir que ce moyen a un autre inconvénient, qui est que l'œil se trouvant trop long-temps dans le même bain d'air, pour ainsi dire, et les verres se ternissant bientôt, on ne peut plus voir clairement les objets ; d'où s'ensuit une susceptibilité pour la lumière et l'air, qui peut être augmentée par quelqu'autres causes accidentelles, et qui rend enfin cet organe si accessible à toutes sortes d'indispositions, que l'on éprouve, en peu de temps, que ce prétendu préservatif est plus dommageable que salutaire.

Pour donner un moyen plus efficace qui puisse parer à ces inconvéniens, sur-tout en voyage, il serait seulement essentiel de se laver souvent les coins des yeux avec de l'eau fraîche de source ; moyen qui, quoique simple, n'est pas à dédaigner, puisque non-seulement il nettoie la poussière qui s'y est introduite, mais encore dissipe l'irritation qu'elle y aurait occasionnée. Il est des cas, il est vrai, qui résistent à ce moyen, comme lorsqu'il fait un grand vent pendant les chaleurs de l'été, et qu'il s'élève beaucoup de poussière. Si l'on vient à se mettre en route, les yeux ne tardent pas à éprouver une grande sécheresse, avec une grande difficulté à s'ouvrir et se fermer, les paupières deviennent même parfois si rouges, qu'il est rare qu'il ne s'ensuive pas une douloureuse inflammation. Dans ce cas, l'eau seule n'est pas suffisante, sans doute; c'est pourquoi on peut se servir avec succès de celle que j'indique ici, consistant en quatre onces d'eau de rose, une dragme de phlême de gomme arabique et 15 gouttes d'acide de litharge d'or; ce dont on peut aisément se charger en route, en ayant soin d'en renouveler de temps en temps la composition, vu que la gomme peut se corrompre; ce que l'on remarque sitôt qu'elle commence à contracter une odeur désagréable.

Il paraîtra peut-être singulier à quelques-uns de m'entendre contester l'influence que les alimens et la boisson ont sur les yeux, tandis qu'elle est démontrée par l'expérience qui nous apprend:

8°. « *Que par un manque de régime réitéré, on peut encourir non-seulement une faiblesse de vue constante, mais même une entière cécité* ».

Le paysan mange ce qui lui plaît; tous les alimens lui sont bons et n'offensent point ses yeux, pendant que les mêmes alimens, donnés à un homme sédentaire qui travaille de tête et d'yeux, lui sont contraires. Si avec cela il fait usage de liqueurs spiritueuses, il ne restera pas long-temps sans s'apercevoir d'une diminution sensible de la vue, et d'un flux continuel des humeurs vers la tête.

On attribue la cataracte qui affecte si généralement les Turcs, à l'usage fréquent du riz; quant à moi, j'en trouve plutôt la cause dans celui de l'opium; autrement cette sorte de cécité devrait être plus commune en Italie. Que l'abus des vins aigres et des boissons fortes soit une des causes principales de la cataracte, nous n'en sommes que trop convaincus par le nombre prodigieux d'aveugles que l'on remarque dans la classe commune de cette ville. (Vienne.)

Des alimens de dure digestion peuvent, à d'autres égards, nuire aux yeux, en ce qu'ils excitent en peu de temps une réplétion qui influe sensiblement sur eux; ce qu'éprouve souvent l'homme sanguin, pour peu qu'il ait le ventre tendu par de semblables alimens, et qu'il fasse d'efforts à la selle; à chaque pression il verra passer devant ses yeux un nuage épais, en sentira des éblouissemens fréquens, ainsi que dans l'obscurité. La même chose arrive aux personnes qui doivent forcer leurs yeux par un travail opiniâtre; ce qui dure si long-temps même, que pour peu qu'une nouvelle cause s'y joigne, ils perdent en partie la santé de leurs yeux. La règle suivante doit donc mériter quelqu'attention.

9°. « *Il faut se tenir tous les jours le ventre* » *libre, et quand on est aux lieux, ne point* » *faire d'efforts, et plutôt les quitter que de* » *risquer de faire monter le sang à la tête* » *par des pressions réitérées* ».

C'est un tribut que payent assez communément les hommes de lettres, qui travaillent assis, que d'avoir les selles très-dures. Beaucoup de gens, ainsi que je l'ai observé, trouvent bon, à cet effet, de boire un verre d'eau fraîche après le déjeûner, et immédiatement après le souper. D'autres se tiennent le ventre libre en montant à cheval tous les jours, ou par des courses rapides; d'autres encore parviennent à ce but en mêlant quelque eau minérale à leur vin pendant le repas, ou pour dire tout, en se faisant des frictions sur l'abdomen et le bas-ventre; mais un simple lavement émollient, consistant en une simple décoction de mauve et de sauge, ou un lavement d'eau froide pure, est le dernier recours contre une constipation opiniâtre.

§ III.

C. « Soin des yeux le soir et pendant la nuit même ».

Il est des gens qui trouvent un plaisir singulier à rester le soir dans l'obscurité. Quand les yeux sont oisifs, cela peut passer encore; mais lorsqu'on veut avec cela les tendre, soit par nécessité, soit pour faire vanité de sa vue, y a-t-il quelque chose de plus nuisible? J'en ferai une plus longue mention dans un autre endroit; seulement ferai-je ici la triste réflexion que plusieurs personnes, souvent même par la plus sordide avarice, et sous prétexte qu'une trop grande lumière cause une sensation désagréable à la vue, font usage de chandelles minces et de mauvaise qualité, pourvu qu'elles soient à bon marché, comme s'ils étaient dans la dernière indigence. Les premiers méritent quelque pitié; mais pour ces derniers, ne leur est-ce pas une punition bien acquise, que de payer leur détestable avarice par le dépérissement de leur vue?

1°. « *Autant l'éclat du soleil est préjudi-*
» *ciable aux yeux, autant l'obscurité l'est-*
» *elle, lorsqu'on y reste long-temps.* »

Nous sentons ordinairement, quand la lumière est tout-à-coup apportée le soir, une certaine affection pénible; et si les yeux ont été depuis long-temps désaccoutumés de ses effets, ainsi qu'il arrive aux prisonniers et à ceux qui, depuis des années, ont été privés de la vue (1),

---

(1) En l'année 1795, j'opérai un homme de soixante-cinq ans, qui avait été affecté d'une faiblesse de vue,

on peut aisément devenir entièrement aveugle pour toujours, si l'on n'en ménage pas avec prudence la première impression ; ce que nous ne sentons point quand nous passons d'un lieu très-éclairé à un lieu sombre ; car alors nous n'éprouvons rien de désagréable, si ce n'est que pendant quelques momens nous sommes comme aveugles, jusqu'à ce que la prunelle se soit assez dilatée pour pouvoir découvrir des objets moins éclairés. On doit juger par ceci combien est dangereuse cette économie mal entendue qui ne permet que l'usage d'une seule chandelle dans une chambre. Les yeux s'accoutument insensiblement, sur-tout pendant les longues soirées d'hiver, à ce large espace mal éclairé ; mais aussi trop facilement à un dégré d'obscurité qui ensuite contraste chaque matin

---

approchant de la cécité. Quoique l'endroit où je fis l'opération fut très-sombre, il sentit si vivement l'effet de la lumière aussitôt après, qu'il ne put s'empêcher de laisser échapper un cri. Je fus obligé de le traiter ensuite comme un aveugle de naissance, et je dus employer la plus grande discrétion pour l'accoutumer par degré à l'influence du jour. Quatre mois même après l'opération, il lui fut impossible d'aller seul sur la rue, et néanmoins il pouvait lire très-facilement la plus fine impression, dans un endroit faiblement éclairé.

tellement avec la lumière du jour, que lorsque les rues sont couvertes de neige, qui la réfléchit, il est impossible que les yeux demeurent intacts.

C'est pourquoi j'engage un chacun à faire usage d'une lampe la nuit, afin que les yeux ne restent jamais un seul instant privés des effets de la lumière. Mais aussi pour avoir une bonne lampe, les deux qualités suivantes sont nécessaires, sans quoi elle endommagerait la vue beaucoup plus que l'obscurité de la nuit. Premièrement la flamme ne doit point frapper directement les yeux, mais en être tenue éloignée. En second lieu, il est essentiel qu'elle ne répande pas une vapeur salle et grasse dans la chambre; inconvénient trop ordinaire aux lampes à huile.

Entre toutes les sortes de lumières de nuit, on donnera la préférence aux bougies de cire blanche pure, d'une grosseur raisonnable, dont la mèche soit mince. On les met dans une lampe d'albâtre ou de verre blanc, moitié transparent, que l'on place dans un coin de la chambre. A l'égard de ceux dont les facultés ne permettent pas l'usage de ces bougies, voici un autre moyen, moins onéreux, qui ne satisfait pas moins bien aux propriétés requises d'une bonne lampe de nuit.

On remplit nommément un verre à bierre ordinaire d'un tiers de sable fin, qu'on arrose avec de l'eau, jusqu'à ce qu'il fasse une masse humide et que l'eau s'élève au-dessus du sable, de l'épaisseur d'un fil. On remplit le vide du verre avec du sain-doux fondu, où, quand il est figé, on met une mèche assujettie à un petit bâton, fiché dans le sable, et qu'on a eu soin avant de tremper dans de la cire.

2°. « *Le sommeil n'a pas moins d'influence* » *sur la santé des yeux* ».

Nous voyons que chaque membre de notre corps, lorsque nous en faisons un usage modéré, devient plus fort et plus propre aux fonctions pour lesquelles il est destiné. De là l'on comprendra aisément pourquoi un trop long sommeil ou un entier abandon de l'usage de la vue doit devenir nuisible avec le temps. Ne l'aurait-on pas remarqué, chaque matin, après avoir dormi outre mesure, sur-tout quand à ceci se joint un degré de chaleur excessive, occasionnée par le lit de plume? Les yeux deviennent rouges et faibles, et ne souffrent pas moins que les facultés de la tête. Mais voici quelque chose de plus dommageable :

3°. « *Est-il bon pour la vue de dormir* » *ordinairement peu ?* »

Nous n'en voyons que trop d'exemples contraires et fâcheux, parmi les gens laborieux de toute classe, ainsi que parmi ceux qui mènent une vie déréglée. Je pourrais citer un grand nombre d'honnêtes gens qui, sacrifiant la santé de leurs yeux à l'état, ou au bien-être de leur maison, pensent que le travail de nuit ne peut nuire à l'organe de la vue, lorsqu'il n'en fait pas seul tous les frais, alléguant qu'ils ont passé plusieurs nuits sans en rien ressentir, ainsi que beaucoup d'autres qui donnent ce temps de repos à des travaux de plume, mais si souvent répétés, qu'enfin, mais ordinairement trop tard, ils en reconnaissent le danger, et qu'une indisposition visible de la vue les rappelle au devoir de lui accorder quelque relâche.

CHAPITRE II.

Sur l'usage modéré de la vue en général.

AUTANT un usage prudent de la vue est salutaire, autant son entière inaction est nuisible. La preuve la plus incontestable de ce que j'avance, c'est que de là provient la plus grande partie des myopes et des louches. Le louche voit tous les objets doubles, et l'on croit, en général, que ce n'est qu'une habitude, parce qu'avec le temps il commence à voir les objets qui l'entourent, simplement comme ils sont. Et personne, pas même le louche, ne pense qu'il ne regarde qu'avec un œil, alors qu'il les voit simples. Si l'on suit avec attention la manière de loucher, on trouvera que le louche, au commencement de son indisposition, ferme toujours l'œil malade pour fixer; de sorte que, négligeant celui-ci de plus en plus, il perd tout-à-coup ses facultés, par cette constante inaction; tellement que l'individu peut être considéré comme borgne.

La découverte que j'ai faite par hasard de cette paralysie de l'œil, car je ne sais quel nom lui donner, me fut procurée par les observations attentives que je fis sur plusieurs sujets, que cette indisposition avait jetés dans l'angoisse, et qui venaient m'en demander le remède, lequel ne consistait en rien autre chose qu'à faire bander l'œil sain, tous les jours un couple d'heures, afin de forcer le patient à se servir de son œil perclu, et suivant qu'il était plus ou moins indisposé, de le tenir bandé plus ou moins long-temps, en continuant ce simple traitement jusqu'à ce qu'il puisse remplir ses fonctions. C'est ainsi que j'ai eu la satisfaction de guérir le louchement chez des enfans et des jeunes gens, sur-tout quand il provenait d'une mauvaise habitude.

Généralement parlant, on remarque, dans tous les sujets de ce genre, qu'un œil, et le plus souvent le droit, est plus perçant, plus fort, et peut supporter une plus grande tension que le gauche. En effet, je connais différentes personnes, qui avec un œil ne peuvent lire une impression ordinaire, à la distance tout au plus de 7 à 8 pouces, tandis qu'elles peuvent très-bien la lire avec l'autre à une distance une fois plus grande, ce qui fait que lorsque le myope veut fixer des objets un peu éloignés, il ferme le plus faible, tandis qu'il ferme l'autre pour considérer quelque chose de plus près.

Donnons maintenant quelqu'attention aux courtes vues en général, nous remarquerons que chacun des individus qui en sont affectés, n'emploient qu'un seul œil, quand ils lisent sans lunettes, et que beaucoup d'eux ne se servent aussi que d'un verre, en tenant toujours un œil fermé, jusqu'à ce qu'il dépérisse tout-à-fait par cette inaction, accident dont le louche est exempt; et de là vient aussi que les myopes deviennent louches très-souvent dans un âge avancé, parce qu'un de leurs yeux, entièrement négligé et inactif, ne suit plus les divers mouvemens de l'organe de la vue, et se tient toujours fixé vers un seul point. N'ai-je pas vu, chez ceux même qui font usage d'une double lorgnette, qu'il n'y en a pourtant qu'un seul qui fait les fonctions, et que sans le savoir ils deviennent ainsi presqu'aveugles; ce qui provient uniquement de ce que les deux verres ont le même point lumineux, tandis que presque tous les hommes, et principalement les myopes, ont le point de vue tout-à-fait différent dans les yeux. En conséquence, il faut donc préférer les lunettes, dont les verres diffèrent entr'eux, vu que celui qui n'est pas propre à l'un des yeux, le rend inhabile en le privant de son ministère; ce que l'on rétablit par le moyen déjà cité, et que l'on préviendra par l'usage des bonnes lunettes doubles.

D'après ces considérations expérimentales, on voit clairement combien il est essentiel et salutaire de faire un emploi modéré de la vue. Une des règles les plus recommandables devra donc être celle-ci :

1°. « *De ne pas trop exiger de sa vue,* » *quelque bonne et quelque durable qu'elle* » *paraisse être* ».

Mais, hélas ! le plus petit nombre pense encore à temps à une sage économie de la vue, et je n'ai vu que trop de jeunes gens qui promettaient beaucoup, mais qui seulement, par la négligence de cette observation, se sont entièrement rendus incapables dans le monde de tout emploi qui exige une bonne vue.

On me demandera sans doute ici quels sont les signes évidens qui nous avertissent, lorsque nous abusons journellement de nos yeux, et quand il est besoin de leur donner du relâche, puisque leur constitution, comme on sait, diffère sensiblement dans chaque individu, et que la vue la plus forte et la meilleure dépend souvent de la disposition des autres organes. L'un peut s'occuper des jours entiers à la contemplation d'objets qui ne doivent être regardés qu'au microscope, sans éprouver le moindre changement dans la vue, tandis que l'autre, au contraire, s'en plaint déjà après une tension d'une demi-heure seulement.

Les signes les plus certains qui nous rappellent au devoir de penser sérieusement à une sage économie de notre vue, sont les suivans :

A. « Le foyer (*focus*) de la vue, communément appelé le point de vue (*ponctum distinctæ visionis*), vient à se concentrer d'autant plus près de l'œil, qu'il est besoin d'en approcher davantage les objets plus petits qu'à l'ordinaire, pour pouvoir bien les discerner ».

Ce changement de point de vue arrive souvent si subitement, et d'une manière si apparente, qu'après une forte contraction de la vue, de quelques jours seulement, et quand sur-tout l'on y joint les veilles, on remarquera qu'il faut porter les petits objets plus près des yeux.

B. « On sent quelquefois, particulièrement durant un travail opiniâtre, qui exige une grande tension de cet organe, une pénible contraction dans tout l'orbite de l'œil, qui disparaît pourtant bientôt, quand on laisse reposer les yeux seulement un quart-d'heure, ou en fermant de temps en temps les paupières ».

C. « Le travail est-il de longue durée ? exige-t-il non-seulement une tension considérable de la vue, mais aussi de l'esprit? alors la contraction dont j'ai parlé est ordinairement suivie de chaleur aux paupières, accompagnée de pesanteur et de difficulté à les ouvrir et à remuer les prunelles ».

D. « Parfois, pendant l'ouvrage, et lorsqu'on veut regarder fixement un objet éloigné, les yeux commencent à larmoyer involontairement, ou du moins à devenir plus humides que de coutume ».

E. « Pendant l'ouvrage, ou aussitôt après, on éprouve un léger mal de tête, et une pression telle que celle d'un poids qui se fait sentir aux environs des paupières. »

F. « Chez les jeunes personnes très-blondes et sanguines, les bords des paupières deviennent rouges, plus épais en quelque sorte qu'en parfaite santé, et les vaisseaux sanguins visiblement gonflés ».

G. « Enfin il se présente de temps à autre un léger nuage devant les yeux. Les objets se brouillent pour quelques instans, ce qui force de fermer momentanément les paupières, sans quoi il s'ensuit des étourdissemens. Cet accident désagréable se manifeste plutôt, et d'une manière plus apparente, chez les jeunes personnes blondes et sanguines qui ont abusé de leur vue ».

Ceux donc qui mépriseront l'avertissement de ces symptômes, et qui, joint à cela, seront assez inconsidérés pour croire s'attaquer de nouveau et impunément au plus noble de leurs organes, qu'ils qu'ils tremblent à l'approche de deux accidens qui ne demeurent pas long-temps en arrière !

H. « Nommément quand les objets paraîtront environnés d'un léger nuage, dont les extrémités sont peintes des couleurs de l'iris ».

I. « Lorsque les objets se meuvent parfois devant les yeux, qu'ils sont couverts tout-à-coup d'une ombre insupportable, et que portés tantôt en haut, tantôt en bas, et sens dessus dessous, ils paraissent nager les uns dans les autres ».

Quoiqu'on ne puisse pas appeler proprement maladie cet état des yeux, vu qu'il n'est qu'un état mitoyen entre elle et la santé, si l'on n'y remédie promptement, cette faiblesse de vue peut nous demeurer la vie entière.

Mais, hélas! combien de gens, dans ce cas, tombent dans l'erreur, et font tourner en maladie réelle cette propension à la maladie, en s'administrant eux-mêmes imprudemment, et sans connaissance de cause, des remèdes fortifians ou soi-disant tels, dont l'âcreté irrite le mal; sans compter tant d'oculistes charlatans dont le pays fourmille, que l'on consulte avec avidité, et qui, dans l'espoir du gain, sont toujours d'assez bonne volonté pour gâter leurs yeux, par leurs secrets spécifiques, tandis qu'un peu de repos les eût radicalement guéris.

La demande est maintenant : comment on peut opérer leur guérison, réparer leurs abus, et en prévenir l'indisposition réelle ?

Le moyen le plus infaillible, et que l'expérience enseigne, est, ce me semble, le suivant :

A. « Il faut, autant que possible, ménager les yeux par gradation, c'est-à-dire, ne pas les priver tout-à-coup et tout-à-fait de leurs fonctions, ce qui, comme je l'ai déjà dit, est non moins nuisible que la plus grande tension ».

B. « Ne peut-on, à raison de ses affaires domestiques, s'arracher entièrement à des travaux assidus ? on pourra du moins diversifier ses occupations ».

C. On ferme de temps en temps les yeux, on se donne quelque mouvement parmi la chambre, ou, ce qui est mieux, on prend le grand air un instant, quand ce ne serait que quelques minutes, on n'en sentira pas moins le bon effet ».

D. « On a soin d'entretenir la transpiration par des bains de pieds d'eau tiède, où l'on a fait fondre du gros sel et jeté du vinaigre ».

E. « Un exercice modéré du corps, une promenade en plein air, où l'œil puisse être réjoui par le tableau varié des ouvrages de la nature, sont tellement nécessaires au relâche des yeux et à la réparation de leur force, que les gens les plus simples même ne l'ignorent pas ».

F. « Que celui qui est une fois convaincu qu'il met une trop grande confiance en ses yeux soit attentif à s'abstenir de tout travail attachant aussitôt après son réveil, après le repas, ainsi que le soir à la lumière ».

G. « On lavera ses yeux souvent le jour avec de l'eau froide, remède qui, quoique simple en lui-même, ne laisse pas, en tout cas, de produire insensiblement de bons effets. J'ai déjà remarqué que tous les bains d'eau tiède étaient nuisibles aux yeux; je le répète encore, il ne faut que les rincer, parce qu'on arrive pareillement au but proposé en ne se servant que d'eau froide, à laquelle l'action du laver donne une chaleur plus que suffisante ».

Je me sers à cette fin, depuis des années, d'une sorte de bain de rosée qui s'administre par le moyen d'un instrument qui, suivant mes avis, est mis en usage en cette ville (Vienne), aussi bien que hors du pays, j'ose dire avec le plus grand succès, lorsque la vue est fatiguée. Mes lecteurs verront dans la planche suivante la description de cet instrument, considéré dans ses parties aussi bien que dans son entier, afin que chacun puisse le faire fabriquer.

Cette machine peut être faite de fer-blanc ou de cuivre seulement, le petit bassin à l'eau F doit être d'étain, et peut contenir cinq à six livres d'eau. Le cylindre H consiste en quatre morceaux, assujettis par des viroles de cuivre, et qui s'adaptent au dernier morceau de la culasse ; et afin que l'eau ne puisse s'échapper d'aucune part, on ajuste entre les vis des rouelles de cuir humecté. Pour la commodité, toutes les parties du cylindre peuvent être serrées dans le petit bassin, quand on n'en fait plus usage.

Le vase à glace G doit être rempli de glace finement pilée, dont le degré de froideur peut être encore augmenté, en y joignant de temps en temps du gros sel, ou sel *ammoniac.*

La force du jet d'eau peut être de même augmentée ou diminuée, par le moyen de la clef E. L'anneau A s'enclave justement dans l'anneau B, et tient le recouvrement C, quand on le pend. La longueur de toute la machine est de cinq pieds d'Allemagne. Il faut avoir soin de la pendre assez haut pour que celui qui se baigne n'ait pas besoin de baisser trop la tête, afin de ne pas occasionner un trop grand flux de liqueurs.

L'usage de l'eau froide demande, comme on sait, quelque gradation. On se couvre d'abord la tête d'un linge trempé dans l'eau fraîche, observant de ne l'y laisser que quelques minutes, et de l'ôter avant qu'il n'ait acquis de la chaleur du corps ; ce que l'on répète souvent, avec l'attention indispensable de ne point le faire, ou autre chose de cette nature,

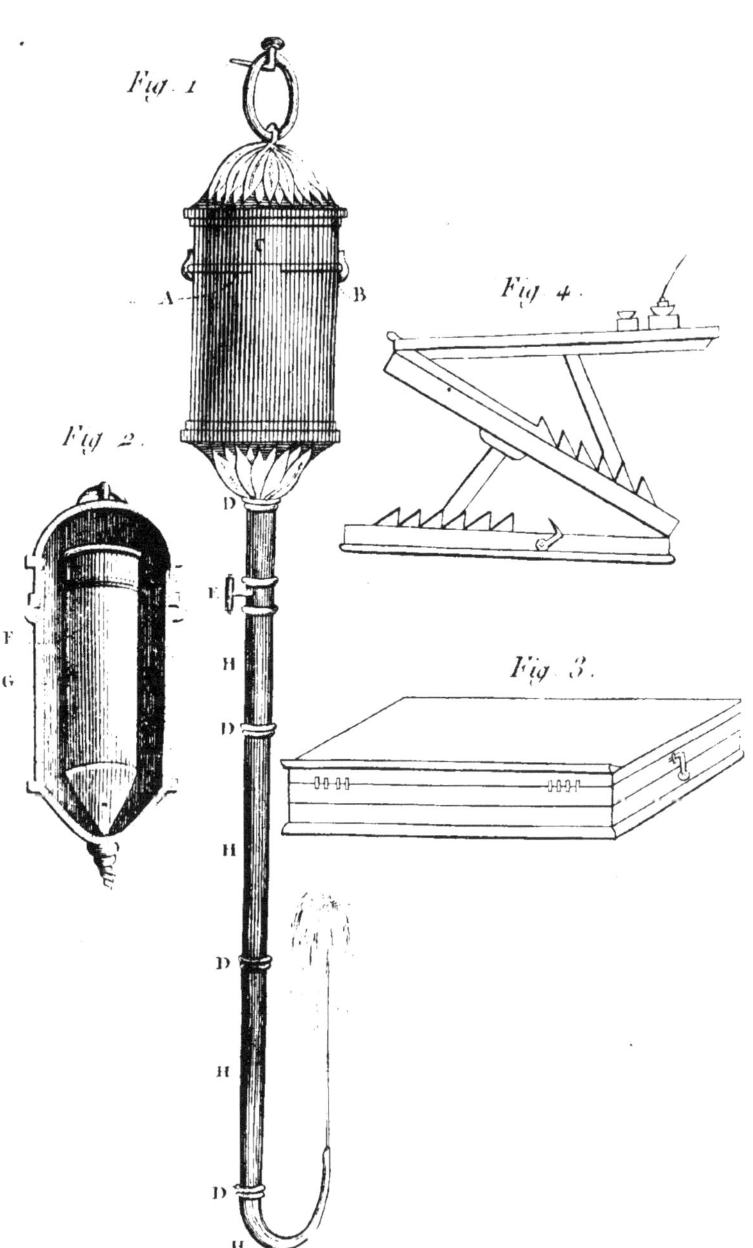
Fig. 1
A
B
C
D
E
H
D
H
D
H
D
H
Fig. 2.
F
G
Fig. 4.
Fig. 3.

dans un moment de transpiration sensible, non plus qu'après le lever. Ayant continué ainsi quelques jours ; on commence à se laver la tête et les yeux avec de l'eau plus froide. De cette manière, on sera en état au huitième ou neuvième jour de supporter le bain de rosée, et cela s'entend de soi-même, qu'il faut encore user de quelque gradation à l'égard de la froideur de l'eau, de même qu'à celui des jets de l'instrument.

Quiconque suivra ponctuellement cette règle de conduite, pourra retourner sans crainte à ses occupations accoutumées ; mais aussi celui qui sera assez imprudent pour attaquer ses yeux de nouveau, ne doit plus espérer de jamais recouvrer cette force de vue indispensable pour tout ouvrage qui demande quelque tension.

Une autre règle à suivre, et non moins importante pour l'usage des yeux, est celle qui suit :

2°. « *Que chacun dans son travail ait soin,* » *autant que possible, de se ménager une* » *lumière égale* ».

Travailler près d'une fenêtre vis-à-vis de laquelle est un mur assez blanc pour réfléchir les rayons du soleil, c'est volontairement sacrifier ses yeux. Je n'ai que trop vu de ces patiens qui n'ont dû qu'à cela seul la plus opiniâtre et la plus dangereuse inflammation, et j'en ai traité un grand nombre qui, après en avoir été guéris, sont devenus incapables, le reste de leur vie, de toute occupation sérieuse dépendante de la vue, par la faiblesse qui leur en était demeurée.

Il est donc de la dernière importance d'éviter, dans toute sorte de travail, toute lumière réfléchie ou trop perpendiculaire; ainsi les lampes en général, même celles de *Segner* et d'*Argand*, qui sont pourvues d'écrans, sont insuffisantes, parce qu'elles éclairent quelques objets ou une partie de la chambre avec une lumière trop concentrée, tandis que les autres objets en sont faiblement éclairés. Le corps que l'on manie est-il avec cela blanc ou poli? alors les reflets saillent d'un point central si fortement vers les yeux, que l'organe le plus fort ne peut long-temps les soutenir sans le plus grand dommage, ainsi que je l'ai expérimenté moi-même il y a quelques années. Il s'ensuit de là :

3°. « *Qu'on est dans le devoir de ne rien » épargner pour se procurer une lumière » égale dans tous ses travaux.* »

On ne peut donc avoir trop de lumière le soir pour travailler, ce à quoi l'on fait si peu d'attention, que la plupart des gens croient beaucoup gagner par l'habitude où ils sont d'économiser un bout de chandelle ou de bougie, sans réfléchir, que lorsqu'il n'est plus temps, aux suites fâcheuses et aux malheurs qui en résultent.

Deux chandelles pour le moins sont nécessaires devant soi, même trois, quatre et plus, suivant la conséquence de l'ouvrage, observant qu'elles soient de même grandeur, afin que la flamme ne donne pas horizontalement, mais plutôt obliquement sur la vue; et quand elles sont brûlées un peu avant, il faut les exhausser par le moyen d'une planche ou d'un livre, quand on n'a pas la faculté de se procurer des chandeliers élastiques pour les tenir toujours à la même hauteur; autrement il est impossible que ceux qui l'endurent pendant quelques heures n'en ressentent pas une affection remarquable.

Et ce que je recommande en général à tous ceux qui doivent se servir de lumières artificielles, c'est d'avoir toujours deux chandelles pour le moins près de leur besogne; car l'économie d'une chandelle ne peut entrer en comparaison avec l'avantage que l'on retire d'une plus grande clarté.

On se plaint communément des chandelles de suif, et avec raison; car quand la mèche n'est pas proportionnée à la quantité du suif, la flamme vacille et se charge trop, ou devient tantôt trop claire ou tantôt trop sombre ; de manière qu'il est sans cesse besoin de moucher les chandelles : souvent aussi il arrive qu'elles pétillent, quand le suif n'est pas bien épuré et qu'il renferme des particules incombustibles, ce qui n'a pas, à la vérité, une grande influence sur les yeux, mais qu'on évite pourtant toujours, en faisant usage des bougies.

Comment peut-on sacrifier ainsi la santé de sa vue à l'épargne de quelques sous ! Quelques-uns se sont imaginé qu'ils pouvaient parer à tous les désagrémens des chandelles de suif, par le moyen des lampes d'Argand. En effet, à tout bien considérer, on se persuaderait que cette lumière est la meilleure, car la flamme en est forte et tranquille, et l'on peut l'augmenter et la diminuer à volonté, suivant l'ouvrage que l'on exécute. Et ce qu'il y a de plus important en cela, c'est qu'à la clarté des lampes d'Argand, les objets éprouvent si peu de changement dans leurs nuances, que l'on peut peindre à leur lumière, et marier même les couleurs, ce qui est de toute impossibilité auprès de toute autre lumière artificielle. Cependant tous ces avantages incontestables des lampes d'Argand disparaissent, dès que l'on considère que leur lumière est réfléchie et concentrée, et qu'en conséquence on ne peut jouir toujours d'une clarté parfaitement égale; ce qui est indispensable dans tout genre de travail.

Plusieurs amateurs de ces lampes d'Argand cherchent à en diminuer le dommage, en employant celles qui sont faites de taffetas vert au lieu de taffetas blanc. Cependant, on n'évite rien autre chose, sinon que la lumière, ne tombant pas tant d'à-plomb sur les objets que l'on travaille, n'est pas si concentrée, et par conséquent ne brille pas d'une manière si éblouissante. Quoi qu'il en soit, le défaut d'une lumière trop concentrée subsiste toujours, et l'on perd en même temps l'égale et salutaire dispensation de la lumière, ainsi qu'auparavant.

Sans doute que chacun m'opposera que l'on peut pourtant employer les lampes d'Argand avec une grande utilité dans les ouvrages de nuit, lorsqu'elles sont entièrement dépourvues de leurs écrans, parce qu'alors on évite tous les défauts reprochés aux chandelles. On jouit de la clarté d'une flamme très-forte, tranquille, et parfaitement bien répartie; mais je suis obligé de rappeler ici que l'on ne doit point perdre de vue que la bonne qualité d'une lumière artificielle consiste principalement en ce que la vapeur soit pure; ce qu'on ne peut se procurer dans aucune lampe qui n'offre point de préservatif contre les exhalaisons de l'huile. Je ne prétends pourtant pas refuser tout-à-fait de l'utilité aux lampes d'Argand; au contraire, j'aurai lieu de remarquer, dans la suite de cette dissertation, qu'elles méritent une grande préférence dans beaucoup de cas; seulement je souhaiterais les voir bannies des tables de ceux qui doivent travailler long-temps à la lumière. La quatrième règle consiste en ceci :

4°. « *Que ceux qui travaillent beaucoup*
» *de tête et d'yeux, fussent-ils pourvus de*
» *la meilleure vue, prennent le soin dans*
» *leur ouvrage, autant que possible, de se*
» *tenir tantôt assis, tantôt debout, afin de*
» *prévenir le trop grand flux d'humeurs*
» *vers la tête* ».

Qu'aucun de mes lecteurs ne dédaigne ce conseil, fondé sur l'expérience. Je l'enjoins surtout aux écrivains et aux savans, qui ne doivent pas peu souvent attribuer le mauvais état de leurs yeux à la situation dans laquelle ils ne se plaisent que trop de se tenir, puisque l'on ne peut nier aussi qu'elle n'ait une grande influence sur la santé et l'habitude de tout le corps; ce dont je parlerais plus amplement, si cela ne m'écartait trop de mon sujet, et si cette partie n'avait déjà été traitée au long par des gens recommandables de l'art.

On parvient facilement à ce but, en se servant d'un pupitre qui peut se placer sur toutes les tables, et qui se hausse et se baisse à volonté, tel qu'il est représenté sur la planche, fig. III et IV, ainsi que je m'en sers ordinairement avec la plus grande commodité, aussi bien pour écrire que pour dessiner.

5°. « *Celui qui a reçu de la nature des* » *yeux bruns ou foncés, en général, doit* » *être plus en garde dans l'emploi de sa vue,* » *que ceux qui les ont gris ou bleus* ».

Quiconque a, pendant plusieurs années, pris plaisir à remarquer les différens degrés de force de la vue, chez un grand nombre de personnes, avouera avec moi cette incontestable vérité. Après un rapprochement attentif de toutes les circonstances, il trouvera, ainsi que j'ose l'assurer, que les yeux bleus et gris, toute autre considération à part, peuvent supporter une bien plus forte et plus longue tension que les yeux bruns ou noirs, et que même la vigueur et la durée de la vue consistent, strictement parlant, dans la couleur différente des yeux, et que même elle tire sa bonté de la couleur plus ou moins claire de la prunelle, comme au contraire elle prend ses défauts de sa couleur plus ou moins foncée. Ainsi, par exemple, les yeux bleus foncés souffriront une tension moins considérable de la vue que les gris, et les yeux bruns encore moins que les yeux bleus foncés, etc. (1).

Ce qui est d'une vérité reconnue, c'est premièrement qu'à peine, parmi cent personnes qui ont les yeux bruns, on en rencontre une seule qui soit pleinement satisfaite. Secondement, que les yeux de couleur foncée, sont très-souvent et très-aisément sujets à des cataractes dont les yeux plus clairs sont exempts, quand bien même les circonstances qui y donnent atteinte seraient parfaitement semblables.

Comme il n'y a point de règles sans excep-

---

(1) Peut-on se dissimuler les effets nuisibles de nos modes, sans cesse variables, mais toujours constantes par leur abus? On dirait que l'homme épuise toutes les ressources de l'industrie pour se mettre dans la contrainte et se créer de nouveaux maux. Les pieds, les genoux, les hanches, les épaules et le col sont altérés dans leur forme, et ne peuvent prendre leur entier développement. On devient sujet à des callosités des pieds, à des varices et à des engorgemens du tissu cellulaire des jambes, qui rendent ensuite les moindres plaies souvent incurables. Les épaules et les aisselles trop serrées entretiennent la faiblesse des extrémités supérieures. Le serrement du col oppose un obstacle au retour du sang par les veines

tions, on me dira que l'on voit pourtant un grand nombre de gens avec des yeux bleus ou gris, qui depuis leur enfance ont la vue très-faible, ou qui louchent même; mais de tels exemples sont toujours des exceptions qui ne changent rien à ce que j'avance.

L'usage des écrans contre la lumière, et les préservatifs sans nombre que l'on emploie pour la vue sont tellement en vogue, que je trouve à propos de fixer ici le temps auquel on peut s'en servir avec fruit.

6°. « *Ces sortes d'écrans ne sont utiles qu'à*
» *ceux dont les yeux sont fort saillans, et*
» *qui ont les sourcils et les cils peu garnis* ».

Car ceux-ci à qui la nature a refusé cette

---

jugulaires; et pour faire cesser la pâleur du visage, on produit quelquefois le gonflement des glandes, les tumeurs lymphatiques, des vertiges, et même une disposition plus prochaine à l'apoplexie.

L'état actuel de nos lumières peut-il se concilier avec la méthode barbare des corps dont se lacent le plus souvent les personnes du sexe? On a beau faire connaître leurs effets destructeurs, le désir de plaire et la voix du préjugé étouffent les cris de la raison. (Voyez M. Barker, dans le *Journal de Médecine* du mois de novembre 1785, sur les effets de la compression habituelle faite avec des corps trop étroits et excessivement serrés.)

Extr. des Opusc. de Chirurg. de M. Lombard.

protection nécessaire à l'organe de la vue, ne peuvent tenir long-temps contre des travaux forcés et une lumière forte, sans endommager leurs yeux, c'est dans ce cas que les écrans sont nécessaires; mais ceux de parchemin vert, que l'on vend par-tout, sont si contraires au but qu'on s'en propose, que je prie instamment toutes les personnes qui en sont nanties, de les échanger contre un écran de taffetas vert.

Au surplus, ils doivent être fort légers: à cet effet, on les monte sur de la carcasse ou du laiton fort mince; mais pour ne point anticiper sur ce que j'ai à dire touchant ceci, j'avertis mes lecteurs que j'en parlerai plus au long dans la seconde section de ce discours, en parlant des meilleurs paralumières.

Je recommanderai une autre règle de la dernière importance, touchant l'usage des yeux; règle qu'une infinité de jeunes gens semblent dédaigner impunément, et qui est:

7°. « *De se garder de considérer long-temps » et avec attention, à la chute du jour, dans » des lieux sombres ou au clair de la lune, » aucun objet de quelque nature qu'il puisse » être* ».

Quiconque a l'imprudence de lire ou d'écrire à une telle lumière, se rend coupable de la plus grande folie, dont il ne sera que trop la victime.

Il n'est rien de plus dangereux aussi que de fixer souvent et long-temps la lune. On a plusieurs exemples d'astronomes qui, pour l'avoir long-temps considérée sans lunettes d'approche, et sans verres colorés, ont été privés de leur vue pour toujours. On n'a besoin, pour être convaincu de son dangereux effet, que d'en prendre la preuve sur quelqu'un qui l'a fixée seulement pendant quelques minutes, et à vue tendue, lorsque sur-tout elle est dans son plein; il sentira bientôt une contraction insupportable dans les yeux.

On me dira sans doute, ici, pourquoi l'on peut regarder long-temps la lune pendant le jour, sans éprouver aucune sensation désagréable? Cela n'est pas, selon moi, difficile à comprendre, puisque, pendant le jour, la lumière lunaire n'est pas concentrée, et qu'alors on distingue les objets qui l'entourent de plus près. L'atmosphère réfléchit une lumière douce et bleuâtre également répartie; et comme l'on sait que la prunelle se dilate ou se resserre à proportion de la force ou de la faiblesse de la lumière, il arrive que, dans le jour, l'œil exempt de forte contraction, par le peu de lumière qui en éclaire le fond, se distend légèrement, tandis que dans la nuit les objets inégalement éclairés, et qui se trouvent près l'un de l'autre avec une trop grande différence d'ombre et de clarté, agissent de même inégalement sur les yeux ; ce qui doit nécessairement, soit sur-le-champ, soit plus tard, causer des effets contraires dans toute l'habitude de l'œil. On trouvera aussi la raison pourquoi l'on ne trouve pas une grande clarté quand on considère la lune par un verre objectif ; car alors elle se fait voir dans un fond blanc, en place de ce cercle sombre qui l'environne ordinairement ; le contraste de la lumière et de l'obscurité n'est plus si frappant, et sa clarté est également repartie. De là mes lecteurs peuvent voir clairement pourquoi tous les paralumières, tant ceux qui obscurcissent les objets éloignés, que ceux qui sont sur les tables où l'on travaille, sont si pernicieux pour la vue.

CHAPITRE

CHAPITRE III.

Sur le prudent usage des yeux, eu égard aux différens âges.

JE pourrais produire des exemples sans nombre de parens et de gardes d'enfans qui souvent, dans les premiers jours de leur naissance, posent sur la tête de ces innocentes créatures le fondement d'une faiblesse de vue incurable. En cela, l'on manque par-tout par ignorance; car nos yeux ne sont pas d'eux-mêmes accoutumés aux effets de la lumière. Nous en éprouvons peu à peu la salutaire influence. Et comment aussi exiger de ces femmes qui réfléchissent si rarement sur les causes des différens symptômes qui les environnent, qu'elles puissent remarquer que chaque rayon de lumière occasionne sur les yeux de ces innocens une nouvelle irritation, et que toute irritation inhabituelle et continue doit faire un effet violent sur de si tendres organes? Le père, la grand'-mère souhaitent-ils de voir le nouveau-né? on le porte incontinent près de la fenêtre, ou dans un endroit très-éclairé. L'innocent, il est vrai, commence à crier outre mesure, mais il ne peut dire ce qui lui manque, et l'on met alors tout en usage pour calmer sa douleur, tandis que l'on ne pense pas à la vraie cause du mal auquel on l'expose imprudemment, je veux dire à l'irritation de la lumière. La famille de l'accouchée est-elle par malheur nombreuse ? alors la pauvre créature doit endurer cette question plusieurs fois le jour; car les femmes sur-tout cherchent volontiers à qui l'enfant ressemble le plus, et ses cris pendant ce temps continuent jusqu'à ce qu'une rougeur et une enflure remarquables des paupières se déclarent, et qu'une sérosité jaunâtre découle de ses yeux et les couvre continuellement. Alors l'on s'étonne, l'on se récrie comment un enfant de parens bien sains peut-être déjà tourmenté si jeune par l'acrimonie des humeurs. Cette âcreté est ensuite dissipée par des remèdes purgatifs de toute sage-femme, et cela finit par appeler quelqu'habile médecin, qui souvent ne peut empêcher une faiblesse de vue incurable, et quelquefois même en partie la perte de la vue.

Voici encore une manière d'agir des plus inconséquentes; c'est que pour la plupart les chambres d'accouchées sont très-sombres, parce que l'on est dans la commune opinion que le grand jour est nuisible aux yeux de la mère, sur-tout quand elle a eu à souffrir un accouchement laborieux ; tandis qu'on place le nouveau-né dans une chambre très-éclairée. Qui pourrait se posséder en voyant un pareil traitement ? Et cependant c'est ce qui arrive encore tous les jours dans toutes les classes de nos habitans.

On ne fait pas plus d'attention, dans le moment qui suit l'accouchement, à tout ce qui peut être nuisible aux yeux du nouveau-né; car il n'arrive que trop, par exemple, que l'on placera au-dessus de son berceau quelqu'objet luisant, tel qu'un miroir, ou autres corps polis, que l'enfant regarde avidement et longtemps à son réveil. Que cela ait lieu une, deux ou trois fois le jour, alors le muscle érecteur éprouve un tiraillement pénible. L'objet est-il à côté de son berceau, les muscles obliques se contractent si fortement, et d'une manière si durable, qu'il s'ensuit naturellement une habitude de loucher. Maintenant, si l'on ne découvre pas promptement la cause de ce vice, et que l'on ne déplace pas le berceau, afin de forcer l'enfant à regarder les objets en face, ses yeux resteront dans la même direction, et il lui sera désormais impossible de fixer aucun objet d'une manière naturelle. De là on peut juger de quel préjudice cette inattention doit être pour les yeux, sans ajouter encore qu'il les rend difformes, ce que je n'ai pas besoin de démontrer.

Le même défaut de direction des prunelles des yeux n'est pas moins souvent occasionné quand l'on approche du nez des enfans des objets brillans, qu'ils regardent volontiers.

Dans ce cas la contraction des muscles vers le nez est quelquefois si forte, qu'une partie considérable de la prunelle se cache dans le grand canthus. Il m'est aussi arrivé de voir naître de pareilles habitudes d'une petite pustule sur le nez; car sitôt que quelque chose d'étrange s'y montre, les gens d'âge même y regardent continuellement. Ne doit-on pas bien plus en attendre de la part des enfans?

Le seul moyen, suivant mon expérience, de parer à cet inconvénient, ou d'en guérir le vice, c'est d'attacher aux deux tempes un morceau de taffetas épais et lisse, qui fait que lorsque l'enfant fait effort pour regarder le nouvel objet qui se trouve vers le petit canthus, l'œil se remet dans son assiette naturelle.

Mais comme les enfans nous trompent quelquefois, cela pourrait avoir lieu ici; car m'étant arrivé de conseiller une couple de fois ce remède, sans qu'il eût fait son effet ordinaire, même après m'être assuré de l'exactitude scrupuleuse avec laquelle on l'avait mis en pratique, et voyant que le mal y résistait, j'en recherchai la cause et découvris que deux enfans, à peine âgés d'un an, arrachaient ces sortes d'œillières dès l'instant qu'on détournait la vue, pour se les approcher du nez, et par là s'éviter la peine de regarder l'objet d'une autre manière que celle à laquelle ils étaient accoutumés. Enfin, lorsque j'eus pris soin que cela leur devint impossible, ils cessèrent de loucher.

Quiconque sera témoin comment les parens et les gardes en général gâtent impunément les yeux de leurs enfans, gémira de les voir ainsi s'éloigner du but qu'ils se proposent, en voulant faire des hommes bien constitués et utiles à la société, pendant que les pauvres créatures sont privées, à la fleur de leur âge, de toutes les occupations importantes ou agréables qui exigent une bonne vue. Mais c'est en vain que l'on prêche journellement contre ces abus enracinés et le dommage irréparable d'une semblable éducation. Malgré toute la sollicitude avec laquelle on veuille les combattre, on cesse enfin de réitérer des conseils que vous arrache l'humanité, quand on vient à penser qu'ils sont si peu écoutés.

Beaucoup de parens ont pris pour maxime qu'il faut continuellement faire travailler les enfans, si l'on veut qu'ils ne deviennent paresseux, ou que l'oisiveté ne les détourne de la profession à laquelle on les destine; et suivant cette manière de voir, les pauvres martyrs sont toujours renfermés dans la chambre, occupés avec leurs joujoux d'abord, ensuite à l'ouvrage quand ils sont plus grands, souvent sans le moindre exercice et sans prendre l'air. Les maîtres se succèdent l'un l'autre, il n'y a plus de fin à écrire, à dessiner, à coudre, broder, jouer des instrumens, jusqu'à ce que ces innocens, excédés, ne puissent plus y résister sans se plaindre de leurs yeux. Mais, hélas! leurs plaintes sont inutiles; et quoiqu'un médecin expérimenté soit appelé, et qu'il parle suivant sa conscience à ces parens entêtés, en leur opposant l'excès d'un travail nuisible, on lui répond, comme à l'ordinaire, qu'on ne peut trop tôt les accoutumer à l'ouvrage, si l'on veut en faire quelque chose. Je ne m'étendrai pas davantage sur cette folie; mais il est de mon devoir de parler des résultats funestes que l'on brave, et auxquels on ne réfléchit que lorsqu'il n'est plus temps. J'en appelle ici à tous les gens de l'art, si ce préjugé n'a pas déjà coûté la vue, oui, même la vie à plusieurs enfans.

Les filles sur-tout ont en cela le plus triste lot. On ne leur laisse aucun relâche. Harcelées sans cesse par des occupations souvent minutieuses, elles ne jouissent de quelque liberté et du grand air que lorsqu'il n'est plus guère dans le cas de leur être aussi bienfaisant.

Je ne puis donc m'empêcher de nier qu'il faille sans cesse tenir ainsi les enfans à l'attache, sous prétexte de les préserver des vices qui assiégent leur jeunesse. Le soin puéril que l'on se donne à cet égard, et la roideur dans laquelle on les tient continuellement les rendent déjà vieux à l'âge de vingt-quatre ans. Le génie des enfans d'une bonne santé est toujours assez éveillé et assez actif pour s'adonner de lui-même à l'occupation; ainsi chaque effort que l'on fait pour les contraindre est inutile et contraire, car le goût du travail surpasse en eux tous les goûts, dès qu'ils en sont épris, et la santé du corps diminue à proportion de l'acharnement à l'ouvrage. S'ils doivent être occupés, ce doit être suivant leur force, leur constitution et la portée de leur entendement. Leurs occupations demandent beaucoup de diversité et de relâche, afin de rafraîchir leur esprit et leur corps; autrement, il en arrive de ces créatures comme de ces fruits élevés dans les serres, qui demeurent sans vigueur et sans goût, et qu'un vent du nord peut moissonner dans leur fleur. Par exemple, à quoi sert à tant de filles, de femmes respectables, qu'elles aient sacrifié leurs beaux jours à cultiver avec opiniâtreté des talens agréables, pour être privées plus tard d'une infinité d'autres agrémens que la vue nous procure? Puissent les parens réfléchir mûrement sur cet article d'importance, et se relâcher un peu de leur préjugé à cet égard! Quant à moi, je me croirai récompensé si la critique que j'en fais peut procurer à ces pauvres enfans quelques momens de dissipation de plus le jour, et la permission de jouir davantage du grand air.

Exposons maintenant les règles à suivre touchant l'emploi de la vue, eu égard aux différens âges.

1°. « *Il est bon d'accoutumer de bonne » heure les enfans à exercer leur vue à » regarder les objets de loin, mais sans la » forcer, parce qu'elle est encore trop tendre » pour supporter la moindre contraction, et » que le flux des liqueurs vers la tête lui est » trop contraire* ».

Il faut attribuer à la néglicence de cet article le nombre prodigieux d'enfans qui, quoique de parens bien constitués, commencent de bonne heure à souffrir de la vue, ainsi que la quantité de myopes qui se trouvent parmi les gens de condition. Aucun observateur attentif ne niera que l'on doive presque toujours attribuer à un mauvais traitement de la vue dans le bas âge, et principalement aux habitudes qu'on laisse prendre alors à cet organe, toutes les sortes de myopies, pour ainsi dire, qui se rencontrent dans la première classe : car comment l'œil s'accoutumera-t-il à découvrir des objets éloignés, une fois qu'il a pris l'habitude de regarder de près de petits objets, et cela dans un étroit espace? Je me réserve de parler plus amplement sur ce sujet, en donnant le traitement à observer pour les myopes.

2°. « *Ce qu'il y a de très-dangereux pour* » *les yeux d'un enfant, c'est lorsqu'avant* » *l'acquisition des forces de son corps, et* » *pendant la croissance, il force sa vue souvent et long-temps* ».

Et pourtant c'est à cet âge-là que l'on force les enfans le plus souvent à l'étude. Combien de fois ne voit-on pas que la nature, dans de telles circonstances, s'arrête tout d'un coup? Le corps devient jaune et maigre, le visage bouffi, des glandes se montrent par-tout, et les facultés de l'esprit diminuent ou se perdent même avec l'agilité du corps et l'étendue de la vue.

3°. « *Sitôt que le corps a pris tout-à-fait* » *sa croissance, les yeux peuvent le plus* » *facilement souffrir quelque tension* ».

En effet, il y a de quoi être surpris quand

on considère le travail prodigieux et forcé que de jeunes gens peuvent fournir à cette époque, sans éprouver que leur vue en soit aucunement affectée.

4°. « *Dans le grand âge même, les yeux* » *ne deviennent pas facilement fatigués,* » *quand dans la jeunesse on en a fait un* » *usage économe, et qu'on ne leur a pas* » *refusé les secours et les soins qu'ils exi-* » *gent dans un âge plus avancé* ».

Mais malheureusement c'est en cela que presque tous les hommes faillent; car plusieurs croyant que les meilleures lunettes viennent d'être inventées, se hâtent d'en armer leurs yeux, même dans leur jeune âge. D'autres au contraire, prétendant en braver la caducité, et voulant paraître toujours jeunes, ont la mauvaise honte de se refuser des lunettes qui leur sont pourtant si nécessaires, et qu'ils croient remplacer par l'usage d'un verre grossissant. Chez les femmes sur-tout cette vanité a plus souvent lieu, car elles comptent volontiers neuf ou dix ans de moins, tandis qu'elles sont déjà d'un âge à ne pouvoir plus mentir impunément. Cependant des gens de profession, des pères de famille, ne sont-ils pas d'une folie impardonnable lorsqu'ils se rendent coupables de cette puérilité aux dépens de leurs yeux ?

En général personne ne sait trop bien le temps précis auquel les lunettes lui sont nécessaires, c'est pourquoi les uns en font usage trop tôt, les autres trop tard, et n'y recourent que comme au dernier spécifique qui leur reste pour jouir de leur vue.

Il serait pourtant essentiel de savoir déterminer ce temps pour toutes sortes de personnes, ce que je me propose de donner à connaître par la règle suivante. Avant tout, je dois dire un mot sur la manière ridicule et insuffisante par laquelle on a prétendu jusqu'ici avoir fixé l'époque où l'on doit porter des lunettes.

Le plus grand nombre pense qu'il est un certain âge de la vie auquel il faut absolument y recourir, et sur ce préjugé est fondée la coutume ridicule et pernicieuse qu'ont les lunetiers de préparer des lunettes pour tout âge, et qu'ils vendent aux gens peu expérimentés. Dès qu'un homme de cinquante ans, par exemple, a forcé sa vue pendant quelques jours, il s'imagine qu'il a un besoin indispensable de lunettes; il ne manque pas d'envoyer de tous côtés à la recherche des meilleurs verres, et n'a point de repos qu'il n'en ait enfin trouvé de convenables à sa vue, et, bons ou mauvais, il faut en passer par là, jusqu'à ce que les yeux deviennent fatigués, et que le porteur de lunettes demeure convaincu qu'il peut mieux voir avec ses propres yeux qu'avec toutes les lunettes. C'est l'histoire d'un millier de personnes. Heureux encore lorsqu'elles n'en éprouvent pas d'autres suites plus fâcheuses que la perte de quelques sous!

Combien de gens ne rencontre-t-on pas, qui, jouissant encore, à l'âge de soixante-dix et quatre-vingts ans, de toute la bonté de leur vue, ne pensent aucunement à se servir de lunettes, tandis que leurs enfans ne peuvent déjà s'en passer à trente et quarante ans?

L'on ne peut donc jamais bien déterminer l'époque à laquelle on doit s'en servir, et encore moins la forme qu'elles doivent avoir. D'autres comprennent que l'usage des lunettes dépend de la conformation de la prunelle et des parties internes de l'œil qui servent à la fraction des rayons de la lumière, et qui sont plus ou moins convexes. Ceux-ci approchent plus de la vérité, et pourtant ils en restent encore d'autant plus éloignés, qu'on ne peut tirer, de leur assertion, absolument rien de certain, touchant l'instant précis où il est urgent d'en faire usage; car un œil même très-convexe peut comporter, dans le bas âge, tous les symptômes qui font présumer qu'il en aura besoin à quarante ans; tandis que d'autres, dans le même cas, pourront s'en passer à quatre-vingt-dix.

Si l'on doit plus tôt ou plus tard y recourir, cela dépend entièrement de la conformation particulière des yeux, du soin que l'on en prend, et de l'emploi sage qu'on en a fait dans sa jeunesse : oui, cela ne dépend que trop souvent des accidens plus ou moins grands, et des indispositions qui attaquent tel ou tel individu, pendant que l'autre en reste préservé.

Ainsi, ce ne peut être que par des symptômes évidens et permanens, qu'il est possible de déterminer en sûreté, quand précisément on doit ou non prendre des lunettes. Ces symptômes sont si frappans, et toujours d'apparence si égale, que toute personne en qui ils se déclarent, peut se procurer des lunettes, en suivant l'avertissement que je donne ici, sans qu'il soit besoin de recourir à d'autres informations, nommément :

1°. « *Il faut bien remarquer jusqu'où le* » *point de vue* (Punctum distinctæ visionis) » *peut s'étendre, c'est-à-dire, jusqu'à quel* » *éloignement l'on peut voir les objets le* » *plus distinctement ; car, dans le cas dont* » *j'ai parlé, on est obligé d'éloigner de* » *l'œil, plus qu'à l'ordinaire, les petits* » *objets que l'on veut voir clairement* ».

2°. « *Par une inclination inaccoutumée,* » *on s'approche de plus près de la lumière*

» *quand on lit ou qu'on travaille ; c'est*
» *pourquoi nous voyons chez presque toutes*
» *les vieilles gens ; qu'elles tiennent leur*
» *livre ou leur écriture tout-à-fait près de la*
» *lumière, pour lire plus facilement* ».

3°. « *De très-petits objets paraissent se*
» *confondre, quand on les considère long-*
» *temps ; ce qu'on éprouve principalement*
» *quand ils sont luisans, ou de couleur*
» *très-claire* ».

4°. « *Les yeux, à la moindre tension, de-*
» *viennent aussitôt fatigués, tellement qu'on*
» *est forcé de les détourner sur d'autres ob-*
» *jets, pour leur donner quelque relâche* ».

5°. « *La vue, à l'instant du réveil, est*
» *très-faible, et ne recouvre son degré de*
» *force accoutumée qu'au bout de quelques*
» *heures ; quand nommément le picotement*
» *de l'air et de la lumière ont suffisamment*
» *travaillé sur les yeux* ».

Dès que ces signes se déclarent, on ne doit pas différer d'un seul jour de se procurer de bonnes lunettes ; mais sont-elles mauvaises, ou, ce qui revient au même, ne sont-elles pas entièrement convenables à la disposition particulière de celui qui s'en sert, la vue alors souffrira davantage qu'elle n'aurait fait sans elle. En effet, cette observation des plus réitérées m'enjoint le devoir le plus sacré de décrire ici la propriété des bonnes lunettes :

1°. « *De bonnes lunettes ne doivent jamais grossir beaucoup les objets, mais les laisser voir clairs, simples, et tels qu'ils sont* ».

De vieilles gens ont parfois la vue si perçante, qu'elles peuvent distinctement lire une impression moyenne à la distance même de six pieds ; au contraire, l'écriture leur paraît embrouillée, indéchiffrable, quand elles veulent la lire à celle de dix-huit à vingt pouces, ce qu'une vue saine peut ordinairement faire. Ces gens doivent sans doute se pourvoir de bonnes lunettes, qui grossissent davantage, mais en prenant toujours bien garde de ne pas aller trop loin à cet égard.

La preuve la plus certaine qu'on se sera trop écarté du but, et qu'on aura choisi des lunettes trop convexes, se donnera à connaître quand on sera obligé de porter le livre plus près de l'œil qu'on ne ferait avec une bonne vue, nommément plus près que huit à neuf pouces ; de là cette règle générale :

2°. « *Que l'on doit pouvoir bien lire avec ses lunettes, à la distance à laquelle on pourrait le faire dans la pleine vigueur de sa vue* ».

Qu'on juge par là du ridicule de ces assortimens de lunettes qu'on trouve chez les lunetiers, desquelles la convexité est, selon eux, mesurée à l'âge. S'il arrive qu'on ne puisse s'en procurer de bonnes dans son endroit, il sera facile d'en commander dans un autre. Pour cela faire, on tient un livre devant ses yeux, à la distance à laquelle on peut lire le plus facilement; on mesure exactement avec un fil l'espace entre l'œil et le livre, on envoie ce fil à un lunetier entendu, qui se réglera dessus pour le bassin qu'il doit employer pour fabriquer ses verres, prenant la précaution essentielle de mesurer le point de vue de chaque œil; puisqu'il arrive rarement que les deux yeux aient le même.

3°. « *Les bonnes lunettes doivent être de* » *matière pure, je veux dire sans globules,* » *ni rayures ou étoiles, etc.: ce que l'on* » *peut aisément découvrir quand on tient* » *les verres près de la lumière* ».

Mais, hélas! ceux qui se servent de lunettes regardent-ils si elles ont les qualités requises? Ajoutez à cela qu'il arrive, chez les femmes sur-tout, qui portent leurs lunettes dans leur poche, souvent pleine d'ustensiles, qu'elles deviennent éraillées ou grasses, tellement qu'on les prendrait plutôt pour des morceaux de

vieilles

vieilles vîtres cassées, que pour des lunettes. Nonobstant cela, on a la louable contume de les garder, et de s'en servir long-temps avant de se résoudre à les échanger contre de meilleures. Afin qu'elles ne se gâtent pas, le mieux est de les serrer dans un petit sac de peau.

4°. « *De bonnes lunettes doivent être, dans* » *toutes leurs parties, d'égale épaisseur,* » *ainsi que d'égale forme* ».

L'on recherche ordinairement peu cette importante qualité, que l'on peut connaître par le moyen d'un compas, ou quand, en tenant les verres obliquement sur les lettres imprimées, on observe qu'elles conservent le même caractère.

5°. « *Le verre qui convient à un œil, ne* » *doit jamais être appliqué à l'autre, c'est* » *pourquoi il est nécessaire qu'ils soient* » *armés, afin qu'ils ne puissent être dé-* » *placés* ».

Il est donc bien essentiel de fixer les verres: car nous voyons que dans une grande vieillesse, les yeux sont tellement tiraillés par la pression du nez, qu'à la fin ils en sont si sensiblement affectés, qu'ils larmoyent, de même qu'il arrive à l'apposition de quelqu'onguent irritant sur les yeux, ou à l'introduction de quelque corps étranger entre les paupières, qui fait fluer les yeux et le nez, en provoquant un fort éternuement.

On peut juger de l'irritation qu'occasionne, dans les commencemens sur-tout, l'usage des lunettes à pince, par l'essai qu'ont fait mainte et mainte personnes, de lunettes sans monture, qu'elles ont été obligées d'abandonner, ne pouvant en supporter l'entrave, ce à quoi les attaches remédient, en tenant les lunettes légèrement appuyées sur le nez; avantage auquel est joint celui de les assujettir et d'en empêcher le vacillement auquel elles sont sujettes, quand elles sont simplement posées sur le nez.

Au reste, le grand usage que l'on fait des microscopes, des verres optiques, et des lorgnettes, est un danger si grand, et a des suites si fâcheuses à toutes sortes d'âges, et sur-tout chez les myopes, que je ne puis assez en prévenir mes lecteurs, quoique je ne puisse désavouer que de tels instrumens ne soient quelquefois d'une grande utilité; c'est pourquoi je n'en condamne que l'abus; d'ailleurs je prendrai soin de démontrer quels sont les cas auxquels on peut y recourir dans divers sortes de travaux, ainsi que les règles de prudence que l'on doit avoir devant les yeux dans leur usage, sans exception, afin qu'ils ne deviennent pas funestes.

Que les lunettes soient tout-à-fait préjudiciables aux yeux les plus sains, il n'est pas besoin d'en chercher d'autre preuve que le grand nombre de jeunes et vieux fous, qui courent les rues avec des lunettes, quoique la nature les ait pourvus de fort bons yeux, et qui, pour satisfaire à la mode ridicule, ruinent leur vue en regardant sans cesse à travers leur lorgnette. Ces messieurs pensent apparemment se distinguer plus que les autres, ou bien ils ne s'en servent que pour regarder effrontément de plus honnêtes gens qu'eux. Celui qui, en effet, a la vue courte, est assez malheureux de perdre en grande partie la jouissance de ses yeux, et que cette infirmité lui fasse manquer aux lois de la politesse. Il est aussi digne d'excuse que de pitié. Quant à celui qui le contrefait, il serait à souhaiter qu'il fut traité par-tout avec le mépris qu'il mérite; ce serait peut-être le seul moyen de le faire revenir à temps d'une folie dont il n'est que trop souvent puni, par le dommage qu'elle ne peut manquer tôt ou tard d'apporter à sa vue.

CHAPITRE IV.

Sur le temps propre à l'usage de la vue.

Voici quelques règles à cet égard très-nécessaires, et si claires et si probables, qu'elles doivent généralement être senties.

1°. « *Le matin, après avoir peu mais bien* » *reposé, est sans doute le moment le plus* » *propice aux yeux sains* ».

Car alors la vue peut supporter la plus grande tension sans danger, parce que tout le corps, et par conséquent les yeux, ont recouvré de nouvelles forces.

Mais aussi faut-il observer le soin, que personne ne peut perdre de vue impunément, de ne jamais se mettre à l'ouvrage au sortir du lit, et lorsqu'on est à peine éveillé; car tout passage subit d'un extrême à l'autre, comme d'un entier relâchement à une tension soudaine, porte nécessairement dans tout le physique un changement remarquable, et sur-tout dans le genre nerveux. Tout le travail de la vue dans cet instant de crise, pour ainsi dire, n'apportera donc que des effets funestes.

2°. « *Aussitôt après le repas, on fera » sagement de ne point se mettre à aucun » ouvrage qui exige d'être fait assis* ».

Parce que si dans le premier cas l'envie de dormir, à laquelle nous succombons, le peu de disposition à penser; en un mot, la pesanteur où se trouve encore la tête, qui ne démontre que trop clairement le flux des liqueurs vers la région supérieure, nous rend peu dispos au travail : la disposition où l'on est après le manger n'est pas moins nuisible, lorsqu'il s'y joint une contraction de la vue et du cerveau, et une pression du ventre. On n'a qu'à regarder seulement de telles gens pour s'en convaincre. Leur visage est rouge, leurs lèvres sont livides, et le blanc de leurs yeux est couvert de vaisseaux rouges et gonflés de sang.

De ces symptômes découle la règle suivante :

3°. « *Tout travail, de quelque nature qu'il » soit, et qui affecte fortement les yeux, » doit être modéré, sur-tout lorsque le sang » est échauffé* ».

Partant de ce principe, tout homme public, tel qu'avocat, prédicateur, professeur, fait très-mal, lorsqu'en sortant de son office il se met sur-le-champ à des ouvrages qui lui tendent la vue et l'esprit. L'organe le mieux constitué ne pourrait à la longue suffire à cette manière de faire, car le prédicateur qui n'est pas indifférent au sujet qu'il prêche, et qui ne remplit pas sa profession comme un artisan ; l'orateur qui est convaincu et qui veut convaincre ses auditeurs de la vérité de ce qu'il dit, ne peut parler sans quelqu'agitation ; et parlât-il le plus doucement, le plus posément possible, il ne s'ensuit pas moins que le sang porté vers la tête en ce moment, rend les yeux incapables d'occupations sérieuses.

Je pourrais en effet citer beaucoup d'exemples tragiques d'hommes à talens, et d'une volubilité peu ordinaire, qui se sont attirés une faiblesse de vue voisine de la cécité, qui les a mis hors d'état de continuer leurs fonctions, pour avoir seulement fait un usage imprudent de leurs yeux sitôt après une déclamation même de peu de durée.

4°. « *Il n'est pas moins digne d'attention* » *de se préserver de toute forte tension des* » *yeux le soir, près d'une lumière artifi-* » *cielle* ».

Quiconque peut s'abstenir pendant les longues soirées d'hiver de tout ouvrage qui affecte la vue, la conservera long-temps ; cependant on a déjà beaucoup gagné quand on se trouve dans l'aisance de pouvoir choisir telles occupations qui n'exigent pas en même temps la contension de l'esprit.

Mais malheureusement combien de jeunes gens, de même que des pères de familles, qui se doivent tout entiers au bien-être de leur maison, sont obligés de passer plusieurs nuits à des ouvrages attachans et au-dessus des forces de leur corps et de leur vue. De telles gens sont dignes de notre pitié quand ils se plaignent d'une faiblesse d'yeux qui les force d'interrompre leurs travaux utiles, et qui même souvent les rend pour toujours incapables de les continuer ; mais si tout abus de notre vue est blâmable, que dire de ces femmelettes, de ces fillettes insensées qui sacrifient la nuit une partie de leur repos seulement à lire des romans sans esprit ou des historiettes insipides ? Qui peut leur accorder la moindre pitié, non plus qu'à tant d'autres encore qui dissipent le temps du jour et de la nuit à se remplir la tête de bagatelles, à s'occuper avec des riens, en ruinant la santé d'un organe si précieux ?

CHAPITRE V.

Soins des yeux dans toute sorte de travaux.

Cela s'entend de soi-même, que l'on veut parler ici seulement de ces travaux qui ont immédiatement, ou du moins peu de temps après, quelqu'influence sur la santé des yeux; mais aussi ils sont en si grand nombre, et exigent une telle prudence, que je pourrais former tout un volume sur le soin des yeux dans ce cas. Je me bornerai à mettre en considération, et d'une manière aussi abrégée que possible, ceux qui étant les plus ordinaires sont aussi les plus importans à cet égard.

1°. « *La table près de laquelle on travaille* » *doit être placée de sorte que la lumière* » *tombe obliquement par-dessus l'épaule* » *gauche* ».

La table ainsi disposée, on pourra supporter un long travail, sur-tout si l'on prend l'attention de suivre la règle recommandée plus haut, et si l'on se sert nommément du pupitre qui est indiqué dans la planche, afin de pouvoir travailler tantôt assis, tantôt debout.

Quiconque doit se tenir toujours assis pendant l'ouvrage, eût-il la meilleure vue, éprouvera un affaiblissement remarquable des yeux, causé en plus grande partie par la pression du ventre et des intestins, et par le flux d'humeurs qu'elle occasionne vers la tête, quand il s'y joint la moindre contension d'esprit.

De là arrive-t-il aussi que les fonctions naturelles sont sitôt interrompues chez certaines personnes, d'où il résulte des constipations opiniâtres qui, comme je l'ai déjà remarqué, ont une influence des plus funestes sur le bon état des yeux. L'on peut aussi comprendre ici pourquoi les savans, les hommes d'état qui doivent écrire beaucoup, ont souvent le même sort que le tailleur et le cordonnier, puisque des causes semblables apportent communément le même résultat; seulement le premier commence à souffrir des yeux plutôt, vu que l'abus des facultés de l'esprit s'y joint souvent encore.

Il y a certains ouvrages qui ne permettent pas, il est vrai, de placer la table à sa guise, tels sont ceux des graveurs et des horlogers. Les premiers se servent, pour ménager la lumière, de plaques de cuivre poli qui la leur réfléchit, ainsi que d'un châssis de papier blanc de grandeur suffisante, placé obliquement contre la croisée; mais je suis persuadé, de l'aveu de plusieurs de ces artistes qui suivent mes conseils, que ce moyen est de meilleur effet tant pour les graveurs et horlogers qu'en général pour toute sorte d'ouvriers qui doivent manier des objets polis, lorsqu'ils recouvrent ce châssis d'un papier ou taffetas vert pâle en place de papier blanc. Celui qui n'en a pas fait l'expérience ne peut se faire une idée de la lumière douce et bienfaisante qui se répand également sur les objets que l'on manie. A-t-on vis-à-vis de la fenêtre près de laquelle on travaille un mur qui réfléchit les rayons du soleil? alors ce paralumière doit être assez grand pour couvrir la croisée entière, observant toujours de le pendre obliquement. J'ai découvert chez plusieurs artisans la pernicieuse coutume de se servir de ballons de verre remplis d'eau pure pour augmenter la lumière. Ces ballons placés sur la table à ouvrage pendant que le jour se répand horizontalement, ne peuvent manquer d'attaquer les yeux d'une manière funeste; pour en être convaincu, que l'on se rappelle ce que j'ai dit à l'égard de la répartition de la lumière. Ces ouvriers me feront la juste remarque que la lumière des chandelles n'est jamais suffisante pour leur genre de travail, et qu'ils ont besoin d'un plus grand jour. Il est vrai; mais dans ce cas je voudrais qu'ils eussent recours aux lampes d'Argand, qui toutefois doivent pendre au milieu de la chambre, un peu haut, sous un plafond ou sous un couvercle fixé au plancher et peint en blanc, lequel aura un tuyau qui s'avance jusqu'à la la croisée pourvue d'un ventilateur.

De cette manière un espace considérable de la chambre peut devenir aisément si éclairé, que plusieurs personnes assises en rond pourraient manier les ouvrages les plus fins, en même-temps que le couvercle les préserverait de la vapeur grasse de l'huile. L'un ou l'autre de ces ouvriers à qui la nature a refusé le préservatif nécessaire à ses yeux, et qui, à cause du peu de cheveux et de sourcils, en est trop affecté, préviendra les mauvais effets de la lumière par le moyen d'un petit auvent de taffetas vert qui avance tant soit peu sur le front.

2°. « *Il est très-nuisible de tenir le livre* » *ou l'écriture derrière la lumière, ou de* » *tourner le dos à la fenêtre sous prétexte* » *de pouvoir mieux lire* ».

Car les rayons réfléchissent trop à plein de

cette manière, et l'on en éprouvera un dommage d'autant plus sensible, que le papier sera plus blanc, et le caractère plus saillant; règle que certaines personnes qui doivent passer leur vie, pour ainsi dire, à lire et écrire, ne doivent jamais perdre de vue, si elles veulent jouir de leurs yeux dans un âge avancé, non plus que celle-ci:

3°. « *De se garder de trop lire le soir, et » de préférer plutôt l'écriture pour travail* ».

Celui qui n'a pas fait l'expérience constante, savoir, si la lecture ou l'écriture lui affecte davantage la vue, trouvera, sans doute, ce que je dis trop minutieux; mais si l'on en fait l'essai avec attention, on sera bientôt convaincu de la vérité de cette règle. Cela provient de ce qu'en écrivant, je n'entends parler ici que de la copie, nous nous embarrassons moins de bien former nos lettres, et de là il résulte aussi qu'une belle écriture serait plus dangereuse le soir que la lecture.

Quelques artistes ne peuvent se passer d'un verre grossissant, dans leur travail, tels que les graveurs et les horlogers : abus qui ruine la santé de leurs yeux, chez les uns plutôt, chez les autres plus tard, et ce qui ajoute encore au danger de ce verre, c'est que souvent l'artiste le tient à la main. Les horlogers, sur-tout, le tiennent si près de l'œil, qu'on le croirait collé entre les plis des paupières ; ce qu'ils font pour vaquer, de l'autre main, à leur besogne. Il n'y a pourtant rien de si préjudiciable qu'un continuel changement de point de vue, qui a toujours lieu quand on approche ou qu'on éloigne le verre de l'objet que l'on travaille. De là, ainsi que je l'ai remarqué au commencement de ce discours, l'œil souffre plus ou moins de la pression extérieure du verre, selon qu'elle est plus ou moins courte ou de longue durée. Ainsi, mes lecteurs comprendront facilement, combien promptement les yeux doivent être affectés de cette manière, sans compter que le genre de leur ouvrage n'est déjà que trop susceptible de ruiner peu à peu leur vue.

Voici donc une règle, à cet égard, qui n'est pas d'une légère importance :

4°. « *Quiconque est obligé à un travail* » *constant, lequel exige l'usage de ces* » *verres grossissans, aura soin de les at-* » *tacher avec un ruban ou des ferremens,* » *afin qu'ils restent dans la même position* » *tout le temps du travail* ».

Cet abus n'est pas moins à remarquer chez les vieilles gens, qui ont la mauvaise habitude d'user de ces verres grossissans qui leur sont doublement nuisibles, en ce que, promptement accoutumées à lire avec ces verres, à la fin ceux-mêmes qui grossissent davantage ne sont plus en état de les satisfaire; en second lieu, en ce qu'elles tiennent leur verre à la main, à quoi souvent se joint un catarrhe si fort qu'elles ne peuvent le fixer en appuyant le bras sur la table. En un mot, pour vouloir paraître plus jeune, c'est ainsi qu'on avance le terme de sa vieillesse.

Presque tous ceux qui se servent de ces verres, ne les appliquent qu'à un seul œil, tandis qu'ils ferment toujours l'autre; ce qui peut avoir lieu pour quelques momens au spectacle, sans aucun danger; mais à coup sûr, quand on le réitère trop souvent, et que l'on vaque avec cela à des occupations de longue haleine, il ne peut manquer d'en résulter les plus mauvais effets. Il est donc de la dernière nécessité :

5°. « *De changer continuellement d'œil,* » *je veux dire de regarder tantôt avec l'un,* » *tantôt avec l'autre, quand on se sert de* » *microscope, de télescope, de verres op-* » *tiques*, etc. ».

L'application de cette règle n'est pas d'une si

grande difficulté, même pour les artistes qui en font usage, s'ils prennent seulement la précaution de se l'attacher, tantôt à l'un, tantôt à l'autre œil; car, pour tenir le verre tour-à-tour avec l'une et l'autre main, cela ne leur serait pas possible, attendu que peu sont adroits des deux mains.

6°. « *Tous les artistes et ouvriers qui doi-*
» *vent manier des matières polies, tels que*
» *les orfévres, joailliers, etc., soigneront*
» *à distribuer tellement leurs ouvrages,*
» *qu'ils n'aient absolument que des matières*
» *mates ou peu luisantes à mettre le soir en*
» *œuvre* ».

J'ai en effet levé plusieurs cataractes qui n'ont dû être attribuées qu'aux effets de ces corps polis et travaillés à la lumière artificielle, pour ne pas parler à présent d'autres indispositions des yeux plus graves et plus douloureuses, qui ne doivent leur naissance qu'à ces causes.

7°. « *Les peintres qui exécutent de grands*
» *tableaux couvriront plus de la moitié de*
» *la fenêtre près de laquelle ils travaillent,*
» *avec un rideau de taffetas vert* ».

Il serait à souhaiter que ces artistes pussent travailler dans une salle où la lumière ne parvînt que d'en-haut et obliquement. Mais s'ils ont rarement cette commodité, ils feront du moins en sorte d'eviter toute clarté horizontale, qui non-seulement importune l'artiste dans son travail, mais aussi fatigue et affaiblit ses yeux par des reflets des couleurs brillantes. Cela s'entend aussi de soi-même, que s'il se trouve d'autres fenètres dans la chambre qui ne répandent pas également leur lumière sur le tableau, elles doivent être fermées ou couvertes d'épais rideaux.

8°. « *Les artisans qui travaillent d'un feu* » *de charbons ardens, doivent souvent se* » *laver les yeux avec de l'eau pure et* » *fraîche* ».

Ce soin ne les rendra pas seulement plus propres à leur ouvrage, vu que les yeux rafraîchis par l'eau froide, recouvrent en effet une nouvelle vigueur ; mais il éloignera de même l'effet dangereux de la chaleur qu'occasionne tôt ou tard un feu continuel et piquant sur les yeux. Ainsi nous voyons, par exemple, que les maréchaux, serruriers et cuisiniers sont plus souvent exposés que d'autres à la cécité, dans un âge même peu avancé.

9°. « *Il n'est pas moins nécessaire aux* » *gens qui manient la laine, tels que* » *cardeurs,*

» *cardeurs, etc., de se laver souvent les*
» *yeux* ».

Car la poussière fine, je dirais imperceptible, que la laine jette, peut aussi causer une sorte de cataractes, des inflammations opiniâtres, le gonflement des bords des paupières et l'écarissage des canthus, ainsi que des accidens innombrables m'en ont convaincu dans ma pratique. Mais chez cette sorte d'ouvriers, l'eau pure ne serait pas suffisante pour empêcher les effets dangereux des matières de la laine; c'est pourquoi je les renvoie à l'usage de l'eau composée de gomme arabique et de litharge d'or, que j'ai décrite et recommandée plus haut, contre la chaleur du jour et la poussière pendant le voyage.

Par le petit nombre de règles de prudence que j'ai cru à propos de prescrire, et que l'on doit observer dans plusieurs sortes de travaux pour maintenir ses yeux en bon état, les artistes ou artisans que je n'ai pas dénommés ici peuvent pareillement prévoir ce qui est convenable à leurs yeux. Ainsi, par exemple, les ouvriers en soie, dont les yeux ne sont que trop affectés par les couleurs luisantes et souvent tranchantes de la soie, jugeront, par ce que j'ai dit, qu'il est essentiel de se laver souvent les yeux avec de l'eau composée susdite, et tour-à-tour avec de l'eau de source. Il serait aussi à propos que ce ne fût pas toujours la même personne qui les pendît pour les faire sécher en plein air, vu que le reflet continuel des couleurs différentes peut trop aisément altérer sa vue.

CHAPITRE VI.

Relâche de la vue après une forte tension.

Lorsque nos devoirs domestiques ou de profession exigent une forte tension de notre vue, souvent renouvelée, il ne nous reste qu'un moyen pour conserver cet organe, sinon en parfaite santé, du moins pour en prolonger l'usage : c'est de lui donner du relâche hors du travail ; car chacun doit sentir le besoin indispensable que la nature nous enjoint de laisser reposer nos membres, si nous voulons leur rendre une vigueur nouvelle. Mais aussi combien de fois est-on en défaut à cet égard, en entretenant la faiblesse de la vue, au lieu de la vivifier ? Puissent au moins mes lecteurs mettre en pratique les observations suivantes, qui découlent de l'expérience même, et dont je suis persuadé qu'ils ne peuvent manquer de se bien trouver !

1°. « *Celui qui se tient long-temps occupé » et attaché à des ouvrages uniformes, ou*

» *à la contemplation de petits objets, ou à* » *chiffrer, calculer, etc., avec contension* » *d'esprit, devra, autant que possible, entre* » *ses heures de travail, prendre le grand* » *air et exercer ses yeux à voir de loin* ».

Il faut avoir fait l'expérience de ce simple moyen pour en concevoir l'effet salutaire. Ce relâche redonne une nouvelle vigueur à la vue pour le travail, aussi bien pendant l'été que pendant l'hiver. Mais c'est dans cette dernière saison sur-tout qu'on se le refuse et qu'on se donne moins de relâche; car aussitôt en sortant du lit, aussitôt après le repas, on revole à l'ouvrage; ou le soir, croyant faire grand bien à ses yeux, on passera une couple d'heures à jouer aux cartes; ce qui ne fait que changer l'occupation de la vue; et c'est ainsi qu'après l'avoir constamment assiégée on tombe dans une affreuse cécité, ou du moins dans une faiblesse de vue qui l'avoisine. Oui, quand bien même les yeux seraient assez forts pour supporter long-temps un pareil abus, ils n'échapperaient pas à la fin à des suites fâcheuses.

2°. « *Après une longue tension de la* » *vue, l'exercice du cheval devient très-* » *salutaire* ».

Mais, pour cela, il ne suffit pas de se promener par les rues d'une ville, il faut que l'œil ait la faculté de plonger au loin. Le corps ne s'en trouve pas moins bien, puisqu'il est reconnu que l'équitation a une influence marquée sur les intestins; et l'on doit s'étonner qu'il n'y ait pas un plus grand nombre de gens qui se servent de ce remède efficace contre les indispositions opiniâtres du bas-ventre, et que l'on préfère dépenser trois fois autant d'argent en lavemens de Kampf, ou d'autres semblables.

J'ai déjà remarqué qu'une des causes de l'affaiblissement de la vue provenait de la pression des intestins, qui occasionne tant d'obstructions rebelles. De quelle utilité ne doit donc pas être l'équitation pour les yeux, lorsque, par l'usage modéré qu'on en fait, on entretient et l'on redonne aux intestins leur mouvement péristaltique, et qu'on empêche le flux trop abondant des humeurs vers la tête?

3°. « *C'est aussi un relâche utile, que » l'on prend après une forte et constante » contraction de la vue, dans le maniement » ou la considération d'objets mouvans, qui » délassent la vue sans la tendre* ».

C'est ainsi, par exemple, que j'ai persuadé à plusieurs personnes distinguées qui se forçaient beaucoup la vue, de s'adonner de temps en temps à l'histoire naturelle, ou seulement à la connaissance des plantes, ou de se procurer un petit nombre d'estampes récréatives, pour être plus capables ensuite de se livrer à leurs sérieuses occupations. De là l'observation suivante :

4°. « *Que l'on doit considérer le spectacle* » *comme un moyen très-propre à délasser* » *la vue* ».

Le tableau mouvant, la représentation animée ou muette des objets du théâtre, et les contrastes frappans qui y règnent, relâchent singulièrement la vue en la réjouissant.

Mais rien ne gâte tant les yeux du spectateur que la clarté presque insupportable des lampes et lampions qui se trouvent sur le devant de la scène ; et puisqu'on n'en peut éviter l'effet nuisible aux loges qui sont le plus près du théâtre, je m'étonne, et je vois avec chagrin l'empressement de chacun à les occuper, même par des personnes qui sont déjà sensiblement affectées de la vue. Il serait à souhaiter que les magistrats assignassent ces places à ces gens qui, hors le boire, le manger, le dormir et la signature de quelques lettres-de-change, n'ont rien autre chose à faire.

Il est encore une récréation très-propice à la vue, c'est le jeu de billard, que l'on peut appeler le premier de tous les jeux. Il n'en est aucun qui lui soit comparable pour le délassement de l'esprit, la santé du corps, et pour l'exercice de la vue, ainsi que pour la sûreté de la main. Je citerai ici une dernière règle qui n'est pas à dédaigner.

5°. « *C'est que, quand on ne peut pendant » l'hiver donner au corps assez d'exercice » en plein air, il convient aux personnes » dont les occupations sérieuses et atta- » chantes forcent les yeux le jour, de ne » point jouer à des jeux qui demandent d'être » assis; mais plutôt à tout autre plus sus- » ceptible de mouvement, tel que celui du » billard, etc.* ».

L'attention suivie et pourtant peu forcée que l'on apporte à ce jeu, le roulement des billes qui apportent sans cesse de nouvelles chances, le mouvement continuel et modéré (car j'entends que l'on joue sans passion), le tendre billard, tous ces contrastes sont si bienfaisans pour l'esprit et le corps, qu'après cette disposition on se trouve plus dispos, et que la vue peut se tendre de nouveau, et plus long-temps qu'auparavant.

J'ai souvent remarqué que des personnes pensent apporter un relâche très-salutaire à leurs yeux, en restant assises une couple d'heures à jouer aux échecs : mais comment des yeux fatigués recrouvreront-ils une nouvelle vigueur par un jeu qui vous tient attaché sur votre chaise, en même temps qu'il exige de la contension d'esprit ? Combien de gens pourtant, que je pourrais nommer, qui sont devenus myopes en passant un temps considérable à des jeux qui affectent si sensiblement leurs yeux, qu'ils ne souffriraient pas davantage du plus mauvais traitement !

CHAPITRE VII.

Règles à suivre pour les infortunés qui ont perdu un œil.

Depuis long-temps l'expérience a prouvé que les gens qui ont eu le malheur de perdre un œil, voient plus clairement, et d'une manière plus perçante qu'ils ne voyaient auparavant avec leurs deux yeux, dès qu'ils sont accoutumés à cet état, et qu'au commencement ils n'ont point abusé de l'œil qui leur reste. J'ai fait mainte et mainte fois cette observation chez des personnes qui depuis des années ont perdu un œil, et qui malgré leur grand âge travaillent aussi bien les matières les plus fines, que quand elles étaient pourvues de leurs deux yeux.

C'est donc à eux que s'adressent encore plus les règles que j'ai prescrites aux yeux sains, et qu'ils doivent suivre plus ponctuellement, puisqu'il ne leur reste plus que la moitié d'un organe qui doit les rendre incessamment attentifs à ne pas le laisser dépérir entièrement.

Celui qui est privé d'un œil éprouve, sitôt qu'il veut faire usage de l'autre, un tiraillement, une contraction indicible dans l'œil détruit. L'œil sain ne peut même supporter la moindre tension, sans devenir promptement fatigué et larmoyant.

Ces symptômes, aussi long-temps qu'ils durent, ont une preuve incontestable de la faiblesse de vue, mais ils disparaissent bientôt, quand on a la simple attention de couvrir l'œil perclus avec une compresse de linge fin, pendant le travail; et pour ne pas encourir ces fâcheux symptômes, il ne faut pas exposer trop tôt l'œil sain à un travail forcé, sur-tout pendant tout le temps que l'œil perdu n'est pas entièrement guéri, et qu'on y sent de la douleur. Et si, par malheur, il se trouve quelqu'un assez imprudent pour négliger ce conseil, il peut être assuré que cette douleur, au lieu de disparaître promptement par le traitement ci-dessus, lui demeurera toute la vie, pour peu que l'œil sain éprouve de la tension; ce qui ne peut manquer de le rendre incapable d'aucune occupation sérieuse. Encore une fois, malheur à lui, s'il est assez ennemi de lui-même pour répéter cette imprudence; car l'affaiblissement de l'œil sain deviendra tel, qu'il sera enfin la victime d'une entière cécité.

SECTION DEUXIÈME.

COMMENT se doivent traiter les yeux faibles.

J'AURAIS ample matière à discourir, si je voulais m'étendre sur le traitement des yeux faibles en général; je veux dire pour tous ceux qui ne sont pas de l'art; car, quant à la guérison propre de la faiblesse de la vue, cela regarde le médecin habile, quoique son entier rétablissement soit impossible, vu que chacun voudrait même, pendant la cure, ne pas perdre un instant l'usage de cet organe, et exiger de lui le même service que quand il est en santé: d'où vient que la guérison ne dépend presque jamais de l'oculiste, mais plutôt du traitement discret et modéré du patient.

C'est pourquoi je dois rassurer ici tous ceux qui éprouvent une faiblesse de vue momentanée, sur la crainte de plus grands dangers, s'ils veulent observer avec l'attention la plus stricte les conseils prudens que je leur ai dictés dans le courant de cette dissertation. Qu'ils ne se laissent pas effrayer par le jargon de quelques oculistes suffisans ou charlatans, qui les menaceront d'abord d'une cécité inévitable s'ils ne se hâtent de recourir à leurs remèdes, qui ne sont bons qu'à enrichir ces diseurs de bonne aventure, et à accélérer en effet leur aveuglement.

CHAPITRE PREMIER.

Soins continuels pour les yeux faibles.

Les soins que l'on doit porter sans interruption, pour ainsi dire, aux yeux faibles, ne sont autre chose que ceux que l'on doit aux yeux en santé; il n'y a de plus pour ces cas qu'une plus stricte exactitude à observer les règles que j'ai déjà prescrites, et sans exception.

Toute personne qui a la vue faible, a pour coutume de se soustraire toujours à la lumière, mais le plus ordinairement d'une manière qui lui apporte plus de dommages que de bons effets; car la plupart se servent d'écrans faits de parchemin, enluminés de quelques vernis luisans. D'autres mettent au hasard quelqu'objet devant la lumière, ou le plus grand nombre la place dans un coin de la chambre, pour en éviter le trop grand éclat; ce qu'il est néanmoins impossible de toujours faire, puisque par intervalle il arrive nécessairement que la réflexion ou l'augmentation des rayons de la lumière a lieu, quand ce ne serait qu'en se levant, en marchant, sans compter que la flamme, venant à frapper soudainement sur des yeux inhabitués à ses effets, y travaille trop fortement, les irrite et les affaiblit. En général, ceux qui ont la vue faible peuvent beaucoup mieux supporter une lumière qui se répand par-tout également, que la flamme d'une seule bougie. J'ai souvent trouvé l'occasion de confirmer l'observation de M. Fest (1); savoir, qu'une chandelle allumée pendant le jour est plus insupportable à quiconque est faible de vue, que le soir. C'est donc un principe des plus importans :

1°. « *De ne jamais éviter la lumière quand » on a les yeux faibles, mais seulement » quand on est forcé de se tenir près de la » chandelle, d'adoucir sa trop grande clarté, » pour prévenir l'irritation opiniâtre qu'elle » pourrait occasionner* ».

On parvient le mieux à ce but en faisant usage d'un paralumière de taffetas vert portatif, qui peut se poser devant la chandelle,

---

(1) Voyez l'ouvrage intitulé : *Winke aus der geschichte eines augen kranken. Leipsick*, 1793, in-8°.

sans être à charge au reste de la compagnie, par le déplacement de la lumière.

Malgré cette sage précaution, on n'est pas encore entièrement à l'abri des atteintes de tous les ennemis d'une vue faible; car, comment se garantir des effets de tant d'objets polis et brillans, que nos bonnes gens ont encore la manie de porter, ou dont elles décorent leurs appartemens, et qui détruisent tout-à-coup les vues malades.

Si l'on venait à douter des effets préjudiciables de tout objet brillant sur les vues faibles, on en sera convaincu par le triste évènement dont un digne homme fut la victime. Cet infortuné, dans la pensée où il était que presque tous les alimens devenaient nuisibles à ses yeux, se privait de tout avec scrupule, et préférait même endurer la faim, pour éviter une prochaine cécité. Les soins qu'il en prenait depuis deux ans, étaient inutiles, et l'avaient réduit à un état d'étisie difficile à décrire. Un travail continuel et opiniâtre, durant sa jeunesse, avait mis enfin sa vue dans une position qu'il ne croyait plus susceptible de guérison. Cependant sa profession était exigeante. Je laisse à penser quel était son chagrin de ne pouvoir y vaquer de tout le jour, quand il avait soupé la veille.

Il était donc naturel qu'il attribuât l'augmentation de son mal au manger, puisqu'après avoir employé le soir tous les moyens de se procurer une digestion facile, il n'en était pas mieux le lendemain ; ce qui le fit résoudre à ne prendre aucun aliment de toute la soirée. Dès ce moment, il arriva un changement soudain dans sa vue ; il en conserva, il est vrai, la faiblesse, mais il pouvait néanmoins remplir un travail modéré. Il arriva un jour que je fus invité à souper chez un malade, et la compagnie étant nombreuse (car c'était un repas de famille), le maître du logis devait y paraître, en dépit de son appréhension pour la lumière. Il vint ; c'était mon digne homme, qui ne tarda pas à me communiquer ses peines. « Mais comment, lui dis-je enfin, pouvez-vous être étonné que vos yeux soient plus faibles après un tel souper qu'auparavant, lorsqu'il se trouve un si grand nombre d'objets qui sont à charge même aux yeux les plus forts et les plus sains ? Que n'en faites-vous bannir ce superflu et ce clinquant dont l'éclat assassin vous est si préjudiciable ? vous n'auriez plus alors à craindre que vos réfections eussent une si mauvaise influence sur votre vue ». Le lendemain il fit disparaître de sa table toutes

toutes les argenteries inutiles ; les bougies furent pourvues d'écrans, et le bon père de famille, que je visitai ensuite, m'avoua sincèrement que depuis deux ans il ne s'était jamais trouvé si bien disposé. Il continua de prendre ses repas de cette manière. Le corps reprit des forces, et l'indisposition fâcheuse de sa vue disparut entièrement.

C'est ainsi qu'on découvre de soi-même, quand on y veut porter quelque attention, les causes du mal et les objets qui peuvent tourmenter une vue faible, et qu'on les éloigne avant qu'ils n'aient fait une impression plus dangereuse.

Ce à quoi l'on doit encore prêter une attention marquée, c'est de ne jamais presser fortement l'œil dans ce dernier cas ; car, par là, il devient plus susceptible de recevoir davantage de lumière, puisque cette action fait distendre la prunelle d'autant plus que l'on ferme plus ou moins fortement les paupières.

Il résultera donc de ce que j'ai dit dans le moment sur le traitement des yeux faibles, et concernant l'irritation de la lumière, la règle suivante :

2°. « *Que les gens faibles d'yeux, quand* » *ils devront voyager dans un chemin cou-*

» *vert de neige, feront leur possible pour*
» *les préserver scrupuleusement de l'im-*
» *pression qu'y cause la lumière réfléchie*
» *par la neige; car elle a souvent des effets*
» *si funestes, même sur les yeux sains,*
» *qu'ils en éprouvent mainte fois un affai-*
» *blissement remarquable* ».

Le meilleur préservatif contre cette lumière serait un crêpe noir et très-épais, qui ne prendrait pourtant que jusqu'à la moitié du visage; moyen qu'on pourrait également employer dans les chemins sablonneux qui sont fortement éclairés du soleil.

3°. « *Des yeux faibles exigent, il est*
» *vrai, encore plus que les bons, qu'on les*
» *lave et qu'on les tiennent propres; aussi*
» *ne peuvent-ils pas toujours supporter l'eau*
» *froide* ».

La demande est maintenant, comment ceux qui ne sont pas de l'art, sont en état de juger quand ils doivent se les laver avec de l'eau froide? Cela est bien aisé à déterminer; car quand on éprouve une grande difficulté à ouvrir et fermer les yeux, que les paupières sont si fortement attachées, qu'elles pressent la prunelle et y causent une contraction douloureuse; dans ces cas, l'œil faible ne peut supporter l'eau froide, sans être exposé au danger d'une inflammation d'yeux opiniâtre et maligne. Si donc cette faiblesse d'yeux n'est pas accompagnée d'accidens douloureux, l'usage de l'eau froide apportera toujours un heureux effet, de même que l'éprouvent les yeux sains, qui ont souffert quelque tension.

CHAPITRE II.

Sur l'usage modéré des yeux faibles, en général et en particulier.

PRESQUE tous les gens qui sont affectés d'une vue faible se réjouissent à la vue du crépuscule du jour, tandis qu'ils s'attristent à l'approche de la nuit; mais ils ignorent que leur vue exige le matin un soin tout particulier, puisqu'elle ne peut alors souffrir la moindre tension, et que de l'une ou de l'autre imprudence, dans ce moment, dépend le bon ou mauvais usage qu'on en peut faire le reste du jour. Avant donc que le nuage qui nage sur leurs yeux le matin, ainsi que je l'ai déjà remarqué plus haut, soit tout-à-fait dissipé, il ne faut nullement penser à l'ouvrage, ou tout au moins faut-il qu'il soit scrupuleusement mesuré à la force de la vue; mais spécialement doit-on éviter toute occupation qui, outre la tension de la vue, exige le moindre usage des facultés spirituelles. Ce n'est pas que ces vues demandent moins de sollicitude aux autres heures du jour, car on ne saurait trop y en apporter. Le manger, la boisson n'y influent pas moins, et les alimens ne doivent être sur-tout aucunement échauffans.

La plupart des gens qui ont la vue tendre croient l'améliorer par l'usage des lunettes, et sont dans la ferme persuasion qu'elles la leur entretiennent et la fortifient; d'autres vont encore plus loin, et s'imaginent que, puisque le taffetas vert est d'un effet si bienfaisant pour les yeux, les verres verts ne peuvent manquer d'avoir la même influence.

Les lunettes vertes, au contraire, sont très-nuisibles aussi bien pendant que hors du travail, en ce qu'elles représentent les objets autrement qu'ils ne sont en effet, qu'elles leur donnent un alentour sombre et terne, et que par là la faiblesse des yeux pourrait même être occasionnée, bien loin d'être diminuée.

CHAPITRE III.

Sur le choix du travail convenable aux yeux faibles.

UNE des plus importantes règles concernant le choix des occupations propres aux yeux faibles, est qu'ils aient l'attention de remplir, à la plus grande clarté du jour, celles qui demandent quelque contension d'esprit et une forte tension de la vue, remettant au soir, s'il est possible, les plus légères; et quand on lit pour son amusement, choisir l'impression la moins saillante, et le papier moins blanc que bleuâtre.

Mais, hélas! comment prêter son attention à cet égard, lorsque depuis un certain temps, sous prétexte d'améliorer l'impression, comme on dit, on la rend plus pernicieuse de jour en jour, sur-tout pour de semblables yeux? Elle acquiert, il est vrai, plus de netteté; sa rondeur et la beauté du papier la rendent agréable, mais combien les vues faibles en sont-elles plus affectées que par les ouvrages les plus fins? Eût-on la vue plus forte, on en sentira la preuve si on lit une telle impression pendant une couple d'heures continues. Les lettres latines, et sur-tout les caractères stéréotypes, sont, à mon sens, les plus funestes à la santé des yeux. On ne manquera pas d'éprouver une fatigue d'autant plus sensible, que l'on pourra lire pendant trois ou quatre heures consécutives, et sans en ressentir la plus légère incommodité, tout livre à caractères ordinaires. Mais c'est en vain que l'on se récrie, ces impressions aisées et si convenables commencent à être bannies, et font place à des éditions plus enjolivées, mais plus fatales à la vue.

Je ne nie pas que ces enjolivemens flattent agréablement la vue; mais, d'un autre côté, on ne désavouera pas que nos yeux ne deviennent promptement fatigués par la rondeur saillante et trop uniforme de ces lettres, et je ne doute nullement qu'il y ait une infinité de personnes qui ont payé chèrement ce plaisir par un affaiblissement de la vue quelquefois incurable. Je ne prétends pas en proscrire tout-à-fait la lecture; mais je souhaiterais qu'on ne les lût pas de préférence à tout autre, encore moins prétendrais-je affaiblir le mérite des inventeurs du stéréotype; ce que je me permets d'en dire n'est que pour servir d'avertissement aux vues faibles, afin qu'elles se prémunissent contre cette lecture qui leur est si dommageable. Elles doivent aussi prendre garde de ne pas écrire trop finement et trop pressé, car cela pourrait ajouter à leurs maux la myopie ou le louchement.

CHAPITRE IV.

Sur la sorte de relâche convenable aux yeux.

PERSONNE plus que les gens à vue faible ne doit être plus scrupuleusement attentif à cet égard; car j'en ai vu plusieurs, du reste très-soigneux sur tout ce qui pouvait nuire à leurs yeux dans leurs occupations, cesser d'y songer au moment de leur récréation, et par là se rendre incapables de continuer leur ouvrage, auquel ils croyaient devoir attribuer les résultats qui en provenaient.

Je veux parler du jeu de carte, un des plus récréatifs et des plus communs, et qui pourtant peut leur devenir nuisible par les couleurs fortes et mélangées, sur-tout quand les yeux ont été forcés durant le jour; sans compter d'autres jeux qui doivent être joués assis, et qui ne sont pas plus salutaires pour le corps que pour les yeux.

La danse, aussi bien que tout autre exercice qui échauffe par trop le sang, leur est de même contraire; en premier lieu, parce que la fatigue du corps, et l'effet de la poussière volatile qui en résulte, affecte leurs yeux et les rend inhabiles pour le lendemain, et que si on la continue long-temps, cette faiblesse de la vue devient de plus en plus difficile à guérir; en second lieu, parce qu'il est même à craindre qu'elle ne se change en une entière cécité; accident que l'on croira à peine, et dont je n'ai été que trop souvent témoin dans ma pratique.

Pour le reste, ils n'ont qu'à consulter et suivre ponctuellement les règles que j'ai fixées plus haut, en parlant du relâche convenable aux yeux en parfaite santé.

CHAPITRE V.

Sur le traitement à observer pour les myopes et les gens à longues vues.

LA plupart des hommes deviennent d'une vue très-pesante dans leur vieillesse, parce que la prunelle venant à s'aplatir, et les petites membranes transparentes, ainsi que les humeurs aqueuses et vitrées, devenant aussi plus compactes, la rétine, du moins chez plusieurs, se distend prodigieusement. A cette époque, s'ils daignent faire attention au choix de bonnes lunettes, ils pourront arrêter les progrès de cette extention de vue dangereuse. Mais combien de tels gens qu'une mauvaise honte retient!...

On peut aussi devenir myope dans un âge avancé, quand on s'est appliqué trop souvent et trop long-temps à considérer des objets qui ne veulent être vus qu'au microscope; ce dont je pourrais fournir de nombreux exemples.

Pourquoi rencontre-t-on tant de vues courtes parmi les gens de condition? et pourquoi s'en trouve-t-il beaucoup moins dans la classe mitoyenne, et presqu'aucune parmi les gens de campagne? Ces questions m'ont été faites tant de fois, que je crois de mon devoir d'y répondre ici. Par une expérience annuelle et scrupuleuse que j'ai faite sur les sujets atteints de myopie, je me suis convaincu qu'il existe un concours de circonstances plus ou moins influentes, qui attaque particulièrement les personnes de la première et seconde classes, et chez qui le principe en est déjà posé dès les premières années; car l'espace resserré des chambres à coucher, les petits joujoux, le peu d'exercice au grand air dispose déjà l'enfant à la myopie, et cet ouvrage est souvent dû aux mauvais soins des gardes d'enfans, qui, d'elles-mêmes ou par ordre de parens inconsidérés, négligent toute attention à cet égard. On s'étonne, il est vrai, et l'on considère comme un phénomène qu'un enfant de six ans puisse babiller pendant des heures entières sur l'histoire des Grecs et des Romains, sans connaître l'histoire même de son pays, non plus que de sa famille; pourvu qu'il ait le talent prématuré de pouvoir souhaiter la bonne année à ses parens en jolis termes qu'il ne comprend pas, on l'abandonne du reste entièrement à ses volontés et à ses hochets, souvent même on lui emplit les mains d'argent, etc., etc.

L'on peut aisément juger de là que les enfans étant forcés de trop bonne heure à tendre leur vue, ainsi qu'à s'occuper de petits objets, s'accoutument insensiblement à regarder de près. C'est pourquoi l'on devrait plutôt demander comment il y a si peu de gens myopes parmi les riches en comparaison de ces abus. L'homme du commun envoie ses enfans aux écoles publiques, où, peu surchargés de travail, ils jouissent souvent du grand air, et passent la plus grande partie de leurs jeunes ans parmi les rues et les places publiques. Par cette raison, leurs yeux rarement contractés, ne se distendant que pour considérer de plus grands objets ou les ouvrages de la nature, conservent toujours la même vigueur. Cela posé, il est aisé de voir pourquoi il ne se rencontre que peu de myopes dans la classe commune, et presque aucun chez les gens de la campagne ; et par conséquent l'on doit juger jusqu'à quel degré peut parvenir la myopie dans un sujet qui a reçu une telle éducation physique, et qui doit à la nature la moindre disposition à ce vice de la vue.

Quiconque est myope, en effet, et qui se dispense autant que possible de l'usage des lorgnettes, a l'espoir très-fondé de sentir ses yeux s'améliorer vers les trente ans, et son point de vue s'allonger vers les quarante. Mais, me dira-t-on, qui peut passer ainsi sa jeunesse sans jouir de sa vue? — Eh bien! portez des lunettes comme font plusieurs qui ont rejeté mes conseils, et qui en portent toute la journée, et des plus concaves. Mais celui qui sera indifférent aux principes que j'avance, qu'il perde pour toujours l'espérance d'éprouver aucune amélioration dans sa vue, tout au contraire même elle deviendra plus courte; et il aura beau choisir des verres de plus en plus forts, il ne gagnera rien autre chose que l'incommodité de ne pouvoir plus s'en passer un instant.

Ce n'est pourtant pas que je veuille en proscrire entièrement l'usage aux myopes; mais je voudrais qu'ils ne s'en servissent pas que d'un œil, et qu'ils les abandonnassent du moins de temps en temps, pour regarder de leurs propres yeux; ce dont ils seraient amplement dédommagés dans la suite par leur amélioration.

Les signes auxquels on connaît qu'un myope a réellement besoin de lunettes concaves, sont les suivans:

1°. « *Quand toute la prunelle de l'œil, et* » *sur-tout la tunique transparente, est si*

» *sensiblement élevée, qu'on peut aisément*
» *la découvrir lorsqu'on regarde l'œil hori-*
» *zontalement* ».

2°. « *Lorsque le myope écrit fin et serré,*
» *et principalement quand en voulant écrire*
» *gros ses lettres sont difformes, inégales,*
» *et qu'il n'a pas la main sûre* ».

3°. « *Lorsque le soir, à la chute du jour,*
» *il peut très-distinctement lire les plus petits*
» *caractères, tandis que les vues les plus*
» *saines et les plus étendues ont peine à dis-*
» *tinguer les plus grosses lettres* ».

4°. « *Quand il a peine à reconnaître quel-*
» *qu'un à deux toises d'éloignement* ».

5°. « *Enfin lorsque pour fixer quelqu'objet*
» *éloigné, il est obligé de fermer à moitié la*
» *paupière* ».

Malgré tous ces symptômes, il doit attentivement rechercher si les lunettes dont il veut se servir sont convenables à ses yeux; recherche qu'il doit faire en suivant les règles que j'ai données dans la première section de cet écrit, ayant le plus grand soin que les verres concaves ne représentent pas les objets plus petits, mais seulement nets et clairs; car de tels verres n'augmentent pas seulement la myopie, mais ils affectent les yeux au plus haut degré.

Le plus sûr moyen de prévenir cette maladie pour un âge plus avancé, serait, à mon avis, d'entretenir sa vue à regarder non fixement des objets différens qui vous invitent à plonger la vue dans le lointain.

CHAPITRE VI.

Sur le traitement convenable aux yeux après de graves maladies.

C'EST une expérience généralement reconnue, qu'après une maladie grave, et sur-tout après des inflammations qui ont absorbé trop d'humeurs, aussi bien qu'après les maladies nerveuses, les yeux deviennent si faibles, que cette faiblesse approche de la cécité, ou donne du moins au patient une crainte fondée de perdre la vue. Dans ces cas, ordinairement on ne manque pas de recourir avec avidité à des remèdes soi-disant fortifians, et qui presque toujours accroissent le mal au lieu de le guérir.

D'après mes instructions, cette faiblesse remarquable est enlevée, et l'on en prévient les suites fâcheuses, si pendant un court espace de temps on préserve ses yeux de toute contraction, généralement parlant, jusqu'à ce que le corps ait repris ses forces, et qu'ils soient capables de souffrir quelque tension. En conséquence, les bons alimens qui n'échauffent pas le sang, mais qui fortifient peu à peu, sont tout ce qu'on peut recommander de meilleur à ces sortes de patiens.

Un des plus grands abus auxquels on puisse s'adonner après avoir souffert une maladie sérieuse, et duquel j'ai vu provenir une sorte de cataracte, est que beaucoup de gens ne savent comment passer le temps de leur convalescence, et qu'ils s'amusent à lire du matin au soir; c'est ainsi qu'en récréant leur esprit, ils n'attaquent pas moins la tête que les yeux.

Pour rétablir promptement les yeux après une maladie grave, il faudrait, ce me semble, les essayer de temps à autre, les accoutumer peu à peu à leur fonction par un agréable exercice, les occuper long-temps du tableau mouvant des objets les plus variés, et non les fatiguer sans relâche par une application trop uniforme. J'ai été témoin du bon effet de cet avis, chez un homme de mérite que j'ai traité il y a deux ans.

Ce digne homme, après une fièvre nerveuse et catarrhale de longue durée, fut atteint d'une faiblesse de vue si grande, qu'elle le mit dans une crainte continuelle de perdre la vue. Son angoisse fut encore augmentée par une tendreté du cerveau, qui ne contribua pas peu à accroître la faiblesse de ses yeux, tellement que lorsque je fus appelé je trouvai le patient dans l'état le plus déplorable. On lui avait fait habiter l'endroit le plus retiré et le plus sombre de la maison, sans compter l'eau de Cologne et tant d'autres petites eaux qu'on ne manqua pas de lui faire aspirer, et dont il se trouvait plus mal. Mon premier soin fut de lui prescrire des alimens solides et nourrissans, quelques petits repas d'amis, un verre de bon vin, un exercice modéré au grand air, et l'usage de sa vue à une lumière égale et claire. Il continua ce régime pendant quelque temps, et le bonhomme, tout en s'entretenant avec ses amis, oublia bientôt son mal, qui disparut en effet au bout de trois semaines, quoiqu'il fit appréhender cette sorte de cataracte appelée goutte sereine (1), si bien que ses yeux, aussi bons qu'avant sa maladie, pouvaient supporter une tension durable.

Les maladies après lesquelles les yeux sont sujets à s'affaiblir, et qui exigent du repos pendant quelque temps, outre les inflammatoires et les catarrhales, sont la pléthore, les fièvres pourprées, la petite-vérole, et la rougeole surtout, qui, chez les grandes personnes particu-

---

(1) Voyez la cause de ce défaut clairement démontrée par le célèbre professeur J. de Gorter, dans sa chirurgie, page 274.

lièrement, entraînent un long affaiblissement de la vue, souvent si grand qu'elles ne peuvent remplir la plus légère occupation sans que les yeux ne deviennent rouges, larmoyans et très-sensibles.

Il en est de même après les coups à la tête, après de dangereuses chutes qui secouent violemment le cerveau, et qui font naître des accidens souvent préjudiciables, quand joint à cela on force ses yeux pendant la convalescence.

Je pourrais proposer ici un plus grand nombre de règles à suivre dans ces cas; mais comme plusieurs médecins en ont suffisamment écrit, et que mes avis ne regardent seulement que ceux dont la situation peut se passer des gens de l'art, je préfère garder le silence, afin de ne choquer personne.

SECTION TROISIÈME.

Comment l'on doit traiter les yeux dans des accidens imprévus qui n'exigent, proprement dit, aucune opération de l'art.

CHAPITRE PREMIER.

De l'expulsion des corps étrangers qui se sont introduits entre la prunelle et les paupières.

Combien de fois n'arrive-t-il pas qu'un vent fort souffle quelque corps étranger dans l'œil? Combien de fois certains artisans n'ont-ils pas été atteints dans leurs yeux d'une faible particule de fer, d'étain, d'argent ou d'or, et avec quelle imprudence ne se conduisent-ils pas dans tous ces cas?

La première chose que chacun fait sans y prendre garde, est de se frotter les paupières avec la main, abus qui demeure rarement sans de fâcheux résultats, et qui ne peut manquer d'entraîner une inflammation, et quelquefois même la perte d'un œil, puisque, par ce frottement inconsidéré, on s'expose le plus souvent à faire entrer plus avant des corps anguleux ou hérissés de pointes qui portent le ravage dans la vue, tels que de légers éclats de fer, que les gens de l'art ont peine à retirer de l'œil sans l'offenser.

Aussitôt que quelque corps étranger, de quelque nature qu'il puisse être, s'est introduit entre les paupières, et qu'il peut affecter dangereusement la vue par sa nature ou sa forme aiguë, tel, par exemple, que la chaux vive, etc., on l'expulsera en tirant en haut la paupière supérieure, et en penchant la tête en avant. Le mieux serait de le faire soi-même, car la sensibilité donne la juste mesure pour ne pas la tirer trop fortement. En tenant ainsi la paupière élevée, et l'œil en repos pendant quelques instans, on sent bientôt un flux de larmes couler de l'œil, lequel ne manque guère d'entraîner avec lui les corps étrangers, ou du moins de les porter vers le grand canthus, d'où on peut aisément les enlever par le moyen d'un léger tampon de linge fin, ou avec la corne d'un mouchoir.

Si cette opération n'est pas suffisante, on passe à plusieurs reprises, et doucement, le doigt sur la paupière, depuis le coin du dehors de l'œil jusqu'au grand canthus, ce qui force le corps de descendre vers la glande lacrymale, d'où on peut aussi le retirer par le moyen d'un pinceau très-fin.

Enfin, lorsque ce dernier recours ne réussit pas, on prend, ainsi que je l'ai dit tout-à-l'heure, la paupière supérieure, que l'on tient élevée de la prunelle, autant que possible, en tournant l'œil du côté du nez, et l'on passe entre deux le petit pinceau enduit de crême de lait ou de phlême de gomme arabique, en commençant du petit canthus (ou petit coin de l'œil), et finissant vers le grand canthus, le corps étranger ne manquera pas de s'y attacher.

Mais cette dernière opération est plus praticable et de meilleur succès quand quelque autre que le patient remplit ce devoir; car il peut beaucoup mieux découvrir la place où le corps s'est retiré. Pour cet effet, il fera mettre le patient sur une chaise près de la lumière, la tête penchée en arrière, et tenant lui-même la paupière élevée, de manière que l'autre n'ait qu'à passer légèrement le pinceau sur l'endroit où gît le corps, qu'il enlève sur-le-champ; cette méthode fait beaucoup moins souffrir le patient que quand il opère lui-même : et chacun peut aisément remplir cette petite fonction, qui demande peu d'intelligence.

Aussitôt que l'on sent que le corps étranger,

tel que parcelle de verre, de fer ou autre corps angulaire est attaché à la tunique, et qu'on ne peut le retirer avec le pinceau, il est alors essentiel de recourir à un habile artiste; car dans la plupart de ces cas, on courrait risque de perdre l'œil.

Vient-il à jaillir dans l'œil quelque parcelle de chaux vive, du vitriol, du tabac très-sec, ou du poivre, il faut alors passer, entre la paupière et l'œil, un pinceau plus gros que le précédent, que l'on enduit de beurre frais, et de suite envoyer quérir un homme de l'art pour achever l'opération, celle-ci n'étant que préparatoire, et pourtant indispensable; car si l'on était obligé d'attendre seulement un quart-d'heure pour cette première opération, tous les endroits de la tunique transparente qui auraient été trop long-temps affectés par la présence de ces corps corrosifs, se racorniraient, se fronceraient et deviendraient entièrement opaques.

C'est ici le lieu de recommander fortement de ne jamais essayer de faire sortir ces corps étrangers et mordicans par des frictions ou des bains d'yeux; car par là l'effet s'en répartit davantage, et le danger pour l'œil devient plus grand. Seulement doit-on prendre en attention, d'y introduire plutôt quelque matière graisseuse telle que du beurre frais ou de la crême de lait, qui s'opposera quelques momens à l'âcreté des matières en question.

Il arrive aussi souvent que lorsqu'un corps s'est introduit dans l'œil, celui-ci éprouve une contraction si violente, qu'il est impossible de l'ouvrir; dans ce cas il faut promptement appeler un homme de l'art, si l'on veut prévenir des suites sérieuses; car celui qui n'est pas de la profession ne peut y apporter aucun secours, malgré toute l'intelligence dont il serait capable.

Mais je ne puis assez blâmer ici l'usage insensé où l'on est communément d'ajouter un autre corps dans l'œil malade. Je veux parler des yeux d'écrévisses ou semblables drogues. Il m'est survenu souvent de ces patiens qui avaient porté de ces remèdes insensés pendant deux ou trois jours. Qu'y a-t-il d'étonnant après cela qu'il se déclare une inflammation opiniâtre ? Puisque nous voyons toujours que le corps qui tombe dans l'œil, si petit qu'il soit, et si peu de temps qu'il y demeure, y apporte après son expulsion, pendant quelques heures et quelques jours même, une rougeur et un sentiment pénible pour l'air et la lumière; ce que l'on préviendra en se lavant souvent l'œil malade avec de l'eau fraîche, quand le corps en est sorti.

CHAPITRE II.

Traitement des yeux quand ils ont été piqués par quelqu'insecte.

LES guêpes, les mouches à miel, et sur-tout les moucherons, piquent les paupières si fortement quelquefois, qu'il en survient de l'inflammation et un gonflement douloureux qui nous gêne en ouvrant les yeux. Ce que l'on doit faire en premier lieu, c'est de regarder si l'aiguillon de l'insecte y est demeuré, et de l'enlever avec une petite pincette. Avant cela toute friction est on ne peut pas plus nuisible, et occasionne une inflammation opiniâtre. De l'eau froide où l'on a mis quelques grains de sel et quelques gouttes de vinaigre, de laquelle on imbibe un papier brouillard très-fin et qu'on applique sur la paupière, en forme de compresse, fait disparaître promptement cette enflure. J'ai vu aussi mainte fois survenir un gonflement considérable et douloureux aux paupières, occasionné par le fréquent maniement des mouches cantharides, lequel était dissipé en deux jours de temps, quand, à plusieurs reprises, on appliquait un morceau de papier brouillard trempé dans quatre onces d'eau pure, à laquelle on ajoutait une drachme d'esprit de camphre.

CHAPITRE III.

Traitement des yeux quand ils ont souffert contusion à leurs environs, et que la plaie a saigné.

Après un coup quelconque sur l'œil, il arrive qu'il devient si extraordinairement rouge, que la commune ignorance croit qu'il est perdu pour toujours; la partie crystalline devient en effet si sanguinolente et bleuâtre, et s'extravase parfois si avant, qu'elle semble être une poche remplie de sang, ce qui n'arrive pas seulement aussitôt après un coup dans l'œil, mais encore long-temps après une contusion au-dessus de l'œil, qui a causé un épanchement de sang.

De tels cas exigent indispensablement le secours des gens de l'art; toutefois lorsque le patient ne sent aucune douleur remarquable dans toute la partie de l'œil souffrant, mais seulement une contraction légère et momentanée, il pourra se passer de médecin; parce que tous ces symptômes disparaissent en appliquant une compresse imprégnée de l'eau ci-après mentionnée, mais tiède :

R. « On prend deux drachmes de feuilles de ro-
» marin, sur lesquelles on jette quatre onces de vin
» rouge, et autant d'eau bouillante; on laisse reposer
» le tout pendant un quart-d'heure, et on le passe
» par un linge ».

Quand on a soin de bassiner souvent l'œil avec cette liqueur tiède, on ne tarde pas à éprouver que le rouge forcé s'éclaircit; et si ce remède est suffisant, on y ajoutera quelques gouttes d'esprit de sel ammoniac, en continuant de bassiner jusqu'à ce que l'écoulement du sang soit entièrement fini; traitement que l'on pourra suivre après une toux opiniâtre, ou quelque coup insignifiant à l'œil, qui aura fait naître une légère extravasion du sang sous la tunique.

CHAPITRE IV.

Du traitement des yeux après un refroidissement subit de la sueur du visage.

Il m'est plus d'une fois arrivé d'être appelé chez des patiens dont les yeux ne devaient leur indisposition qu'à une condensation soudaine de la sueur du visage, ou à la répercussion d'une sueur froide, qui a lieu quand on s'est exposé subitement à un courant d'air trop froid ou qu'on s'est lavé avec de l'eau trop froide dans un état de sueur sensible. Dans ce cas il se déclare tout-à-coup une enflure rougeâtre sur les bords des paupières, et particulièrement sur la supérieure. Le patient ne sent, il est vrai, d'autre incommodité que celle de ne pouvoir ouvrir les yeux aussi facilement qu'à l'ordinaire : le mal n'est d'aucune importance en lui-même ; mais il faut y apporter aussitôt remède : ce qui ne consiste qu'à mettre sur les yeux un sachet plein de fleurs de sureau très-sèches, et de farine de pois aussi chaude, en enduisant de camphre les paupières avant de l'y appliquer; moyen simple et qui ne fait pas moins disparaître cette incommodité en vingt-quatre heures de temps ; mais quiconque a l'imprudence de se laver les yeux avec toute liqueur irritante, peut être assuré qu'il s'expose à la plus dangereuse indisposition des yeux. Ce qu'on ne peut mettre en doute, c'est qu'un soudain rafraîchissement de la vue lui est toujours préjudiciable. Ainsi, dès que de pareils symptômes apparaissent, le patient doit au plutôt faire appeler un oculiste ; car vouloir faire usage seulement du traitement susmentionné, c'est courir le risque de se voir privé de la vue, parce que les maladies de cet organe qui ont pour origine une répercussion de la sueur, exigent d'autres remèdes, lesquels doivent nécessairement être administrés par des gens de l'art.

CHAPITRE V.

Traitement des yeux durant et après la petite-vérole.

J'avais d'abord destiné cette courte digression pour être placée dans un certain journal; mais engagé par l'invitation réitérée de mes amis, ainsi que par les funestes exemples du terrible bouleversement que la petite-vérole naturelle apportait dans les yeux, je consentis à joindre ce chapitre à la précédente dissertation.

C'est une chose difficile à concevoir, comment les yeux des enfans sont inconsidérément traités par des gens de l'art même, pendant la petite-vérole; c'est pourquoi rien à cet égard ne nous serait d'un plus grand secours qu'une bonne méthode de traiter les yeux à cette époque, qui serait fondée sur l'expérience de plusieurs années. Voici quelques préceptes que nous osons présenter aux yeux du public, et dont nous assurons le succès, pour prévenir le bouleversement affreux qui si souvent est la suite inséparable de la petite-vérole, et qui tous les ans prive tant d'enfans de la vue.

C'est

C'est une observation générale et frappante appuyée sur l'expérience, et qui est des plus recommandables en faveur de l'inoculation, puisque les maladies des yeux sont rares après cette opération ; tandis qu'on voit survenir des accidens sans nombre de la petite-vérole naturelle, et que lorsqu'il paraît quelqu'inflammation aux yeux des sujets inoculés, elle est bien éloignée d'être aussi funeste et si maligne que chez ceux qui ne l'ont point été.

Il y a environ seize ans que le traitement des maladies des yeux m'est confié en cette ville, et chaque année il me vient au moins soixante à soixante-dix enfans sur les yeux desquels la plus opiniâtre inflammation est tombée durant ou après la petite-vérole. Beaucoup d'entre eux, en partie par la malignité du mal, et en partie par le défaut de soins de la part des gardes-malades, sont tout-à-fait incurables, tellement que je puis assurer qu'il y en a toujours huit à dix qui perdent leur vue ; et pourtant depuis des années il ne m'est arrivé qu'une fois de voir une inflammation d'yeux de quelqu'importance après l'inoculation, laquelle céda promptement à un traitement ordinaire. Des oculistes célèbres, auxquels j'ai souvent demandé leur avis, m'ont tous confirmé cette opinion.

Le moment où les effets de la petite-vérole se déclarent est très-différent : quelquefois ils paraissent pendant la suppuration, mais pourtant le plus communément avant que les croûtes soient séchées, ou long-temps après que la petite-vérole est passée. Ainsi je n'ai pas peu souvent vu, cinq ou six semaines après la petite-vérole, en reparaître une autre, que j'appellerai posthume, et qui est mainte fois plus dangereuse pour les yeux que la petite-vérole même. Quelquefois cette petite-vérole provenait aussi d'un bain tiède de tout le corps, que j'avais ordonné à raison d'une inflammation d'yeux purullente, parce qu'un grand nombre d'observations m'a convaincu que si les yeux de certains patiens sont affectés plus tôt ou plus tard du levain de la petite-vérole, cela dépend en plus grande partie de leur constitution particulière, du moins autant que de l'inattention et de l'insouciance qu'on apporte pendant la crise de la maladie. Ajoutons à cela le traitement de plusieurs oculistes, les circonstances domestiques, et les alentours des patiens.

Mais un des plus pernicieux préjugés, et auquel seul on doit attribuer la principale cause des indispositions des yeux après la petite-vérole, c'est la vieille erreur où l'on est encore, et qui souvent même est mise en crédit par des gens de l'art, que l'individu attaqué de la petite-vérole doit se tenir aveugle pendant quelques jours; qu'il doit avoir les paupières strictement fermées; et que le moindre essai qu'il fait de les ouvrir lui est extrêmement dommageable. C'est pourtant d'une si pitoyable manie, que nous trouvons plusieurs personnes avec un œil de moins et même aveugles, lorsqu'après quelques jours les paupières viennent à s'ouvrir d'elles-mêmes; ce qui ne serait pas vaisemblablement arrivé si l'on avait traité plus sagement l'indisposition de l'organe de la vue aussitôt qu'elle se fût donnée à connaître.

Quiconque suivra scrupuleusement les règles suivantes durant la maladie des enfans, peut être assuré qu'aucun accident postérieur et fâcheux n'aura lieu, ou du moins très-rarement, et dût la petite-vérole être des plus malignes, et occasionner l'une ou l'autre indisposition, il n'est pas moins vrai qu'elle ne sera jamais si terrible, ni si rebelle aux secours des médecins: ce qui n'arrive hélas que trop souvent!

1°. « *Aussitôt que la petite-vérole com-* » *mence à sortir, on lave les yeux plusieurs* » *fois le jour, qu'il y ait de l'enflure aux* » *paupières ou non, avec une eau composée*

» *de quatre onces d'eau de rose, une drachme*
» *de phlême de gomme arabique, et trente*
» *gouttes de* laudanum *de Sydenham.* »

2°. « *Survient-il en effet de l'enflure aux*
» *paupières, et leurs bords fluent-ils une*
» *sérosité gluante qui les ferme, il faudra*
» *les bassiner continuellement avec cette*
» *eau, en tâchant de les tenir du moins en-*
» *tr'ouvertes ; ce qu'il faut faire, à la vé-*
» *rité, à la lueur d'une lumière modérée,*
» *parce qu'une forte irritation ou picotement*
» *de la lumière serait en état alors de pro-*
» *voquer une inflammation* ».

3°. « *On éprouverait aussi les effets les*
» *plus tristes si l'on voulait à toute force*
» *séparer les paupières l'une de l'autre ; il*
» *est suffisant qu'elles soient assez entr'ou-*
» *vertes pour y injecter la liqueur susdite,*
» *et dégorger l'intérieur des paupières de*
» *l'humeur âcre et tenace qui s'y trouve. On*
» *aura soin d'examiner si l'œil n'est pas*
» *rouge et si la tunique n'est pas terne.*
» *Rencontre-t-on l'un de ces cas, alors le*
» *secours des médecins est des plus néces-*
» *saires. On observera aussi de répéter la*
» *visite de l'œil au moins deux ou trois fois*
» *par jour* ».

4°. « *Si l'humeur qui se trouve entre les* » *paupières et l'œil est tellement tenace et* » *dure qu'elle ne puisse être détergée par* » *l'injection susdite, il faudra faire cette* » *injection d'une autre manière, je veux* » *dire en la commençant par le petit canthus* » *de l'œil, et continuant tout le long des pa-* » *rois de la paupière, jusqu'au grand coin* » *de l'œil, et l'humeur y étant ainsi poussée,* » *on l'essuie avec un léger tampon de linge* » *fin. J'observe qu'il est nécessaire que le* » *tuyau de la seringue soit long et très-* » *mince* ».

5°. « *Arrive-t-il que la petite-vérole sorte* » *très-lentement, et qu'il survienne une en-* » *flure aux paupières et une douleur sen-* » *sible aux yeux; alors on fait mettre le pa-* » *tient au moins deux fois le jour, et cela* » *une heure pour le moins, dans un bain* » *chaud; ce que l'on répète jusqu'à ce qu'on* » *remarque qu'elle pousse et qu'elle se montre* » *non-seulement aux parties de la tête et aux* » *environs des yeux, mais encore aux prin-* » *cipales parties du corps : c'est donc pour* » *cette raison que je recommande l'usage des* » *bains chauds, comme un spécifique des plus* » *utiles contre l'indisposition des yeux* ».

6°. « *On cherche à procurer au patient qui*
» *a eu les yeux affectés, un air libre et pur,*
» *et sur-tout chaud, autant que possible; car,*
» *par l'observation de cette simple règle, je*
» *ne saurais dire combien de fois j'ai été té-*
» *moin de la disparition de l'enflure aux pau-*
» *pières* ».

Après une heure de temps qu'on aura mis les enfans attaqués de la petite-vérole dans cet air libre, ils s'en trouveront d'autant mieux qu'on aura eu soin de les tenir un peu renfermés auparavant; en observant de couvrir leurs yeux d'un petit auvent de taffetas vert, pour les préserver de toute grande clarté, et empêcher l'effet nuisible du picotement de la lumière.

INCONVÉNIENS

ET DANGERS

DES LUNETTES COMMUNES.

Les lunettes communes, travaillées au hasard et faites pour ainsi dire à la grosse, de toutes sortes de matières défectueuses, comme de verre de vître ou verre blanc d'Allemagne, sont celles dont on a le plus grand débit ; mais si le public connaissait les funestes effets qu'occasionne leur usage, il n'aurait garde de faciliter un commerce qui lui est si préjudiciable.

Il est certain que ces lunettes sont plus propres à dégrader la vue qu'à la conserver.

1°. « *Leur assortiment est irrégulier, l'un* » *des verres étant ordinairement d'un foyer* » *différent de l'autre* ».

2°. « *Elles sont mal doucies, ce qui altère* » *leur transparence* ».

3°. « *Elles ne sont jamais de la même* » *épaisseur dans les deux verres* ».

4°. « *Leur matière est communément rem-*
» *plie de fils de verre, de bouillons, et d'au-*
» *tres imperfections sans nombre* ».

5°. « *Chaque verre n'est pas déterminé à*
» *une seule courbure; mais il en contient*
» *plusieurs de différentes sortes* ».

Ce qui ne peut guères arriver autrement parce qu'on en fait au moins six à-la-fois et que les deux mains sont occupées à les façonner. Or, les habiles artistes conviendront avec moi qu'il est moralement impossible de faire à la main plusieurs verres à-la-fois, qui aient toutes les qualités requises dans un verre parfait.

On peut voir dans la première partie du Traité d'optique-mécanique de M. *Foumin*, qu'une des principales attentions de l'ouvrier doit être de conserver dans la façon de ses verres l'unité, la régularité de leur courbure. Pour cela il faut, lorsqu'on les travaille, les tenir bien perpendiculaires à la courbure du bassin; mais comment en venir à bout en ne travaillant même que deux verres à-la-fois? ni l'un ni l'autre ne sera jamais parfait, à cause du changement alternatif de droite à gauche et de gauche à droite qu'on est obligé d'observer de temps en temps, pour conserver l'égalité d'épaisseur.

D'ailleurs, s'il faut tant d'attention pour faire des verres parfaits en les fabricant seul à seul, il est aisé de conclure qu'il doit se trouver une infinité de défauts dans ceux que l'on fabrique deux à deux et six à-la-fois; lorsque parmi ces derniers il s'en rencontre quelques-uns de passables, c'est un effet du pur hasard.

Il est vrai que la modicité du prix de ces verres est un appât pour la multitude. Sur quoi je ne puis m'empêcher de déplorer l'ignorance d'une foule de gens qui estiment si peu ce qu'on peut appeler la moitié de la vie, car il n'en est pas des soulagemens qu'exigent la vue comme des autres besoins du corps, par exemple, de la nécessité de se vêtir.

Il est peu important pour la santé que l'on soit vêtu d'étoffe fine et précieuse; mais la vue ne peut se soutenir que par l'usage des verres régulièrement façonnés. Les meilleurs ne sont jamais trop bons pour suppléer à ce que le dépérissement de l'organe de la vue commence à nous refuser.

Je connais des personnes qui ont conservé pendant dix, quinze et vingt ans le même degré de vue, avantage que les lunettes communes ne leur aurait certainement pas procuré. Il est bon d'entrer sur ce sujet dans quelques détails.

Comme les verres communs ont diverses courbures, il est très-ordinaire qu'ils ne représentent point les objets droits et teints de leur couleur naturelle, mais ils les font paraître courbés et imprégnés des nuances de l'iris sur toute leur circonférence, ce qui cause dans les yeux une espèce d'attraction, en forçant les muscles obliques à s'allonger pour voir l'objet plus distinctement.

La disparité des foyers produit aussi d'étranges désordres. Un verre commun aura quelquefois au centre douze pouces de foyer et dix à la circonférence; outre cela, pour composer une lunette, on l'assortira avec un autre verre dont la circonférence sera de quatorze pouces de foyer et le centre de dix : d'où il est aisé de conclure le dommage que des yeux faibles, mais d'une égale portée, recevront d'une pareille lunette, qui oblige la prunelle de changer de diamètre à chaque instant.

Ces verres défectueux produisent quelquefois des espèces d'étincelles qui proviennent de ce que les rayons de la lumière s'y brisent irrégulièrement. On ne parvient à faire entièrement cesser cet inconvénient que par l'usage des verres de couleur verte, jaune ou bleue.

Hors ces teintes étrangères, elles sont même

capables de nuire à la vue, parce qu'elles l'accoutument peu à peu à voir les objets différens de ce qu'ils sont et de ce que tout le monde les voit; ce qui s'appelle tomber de Charybde en Sylla, c'est-à-dire, éviter un mal pour tomber dans un pire.

On est alors plus fort embarrassé sur le parti que l'on doit prendre. Continuera-t-on l'usage des mauvaises lunettes? Mais elles feront contracter l'habitude de ne recevoir l'impression de la lumière que d'une manière oblique et tortueuse, habitude que les verres les plus réguliers ne peuvent plus corriger lorsqu'elle est invétérée, parce que les muscles ont perdu leur souplesse.

J'avoue que nous sommes quelquefois contraints de tolérer cette pratique dans les yeux mal affectés, à qui les lunettes les plus irrégulières paraissent les meilleures. A la vérité, il y aurait ici un tempérament à prendre, ce serait de donner à ces personnes des lunettes semblables, c'est-à-dire, du même genre d'irrégularité que celles qui ont altéré leur vue; mais cela n'est pas sans difficulté, parce que, quoique les verres irréguliers soient très-communs, on ne trouve pas aisément de la ressemblance ou de la conformité entre les uns et les autres; c'est pourquoi tous nos soins et tous les secrets de notre art deviennent quelquefois inutiles dans de pareilles circonstances.

Si la même main fournissait toujours des verres à la même personne, l'artiste serait plus à portée de déterminer ce qui convient à son état; mais hors de là il est presqu'impossible d'y réussir.

Un autre effet des lunettes communes est de causer à la longue des taches ou des callosités à la cornée et au crystallin. On s'imagine, lorsqu'on regarde le ciel, de voir de petits corps voltiger dans l'air; on veut les chasser avec la main comme des moucherons importuns, mais on ne fait que de vains efforts : ces mouches prétendues ne sont autre chose que des parties de la cornée ou du crystallin desséchées ou endurcies par la trop grande abondance de lumière que de mauvaises lunettes laissent passer dans l'œil.

Ces callosités empêchent une partie des rayons de parvenir sur la rétine, tandis que d'autres y tracent l'image de l'objet qui semble parsemé de points obscurs : en même temps la vacillation de l'axe optique fait attribuer des mouvemens divers à ces corps légers. Comme le défaut le plus ordinaire des verres communs consiste dans l'irrégularité de leurs courbures, il ne sera pas hors de propos de donner ici la manière de le reconnaître sensiblement. On sait que tout verre convexe et bien figuré, étant exposé au soleil, décrit un cercle lumineux à l'endroit de son foyer. Si l'on fait cette épreuve avec un verre mal fait, le cercle qu'il formera ne sera ni parfaitement rond, ni petit, ni aussi vif que celui d'un bon verre. Cette expérience nous fait en même temps comprendre comment l'irrégularité du côté lumineux que forment les verres communs force la prunelle qui la reçoit à s'élargir ou à se rétrécir outre mesure.

Malgré tout ce que je viens de dire contre les lunettes communes, je ne doute pas que le grand nombre ne continue à en faire usage : tel est l'empire de l'habitude ; mais j'espère que le public intelligent me saura gré des efforts que j'ai faits pour lui être utile. Je sais que ces lunettes sont celles dont nous avons le plus grand débit. Touché du triste sort d'une infinité de personnes qui en deviennent les victimes, et qui sont réduites à cette extrémité de ne plus tirer des secours ni de leurs yeux, ni d'aucune sorte de lunettes, je n'ai pas hésité à m'élever contre elles.

FIN.

TABLE
DES MATIÈRES.

FIN DE LA TABLE.

DE L'IMPRIMERIE DE LEFEBVRE.

www.ingramcontent.com/pod-product-compliance
Ingram Content Group UK Ltd.
Pitfield, Milton Keynes, MK11 3LW, UK
UKHW021825190726
13853UKWH00003B/1191